U0147372

重庆医药高等专科学校
重庆市中医药文化宣传教育基地　组织编写

走进中医

——中医药文化知识必读手册

主审　周天寒　黄萌

主编　万飞　黄舟

全国百佳图书出版单位
中国中医药出版社
·北京·

图书在版编目（CIP）数据

走进中医：中医药文化知识必读手册 / 万飞，黄舟主编 . —北京：
中国中医药出版社，2022.3

ISBN 978 – 7 – 5132 – 7371 – 8

Ⅰ.①走…　Ⅱ.①万…②黄…　Ⅲ.①中国医药学—基本知识
Ⅳ.①R2

中国版本图书馆 CIP 数据核字（2022）第 008679 号

中国中医药出版社出版

北京经济技术开发区科创十三街 31 号院二区 8 号楼
邮政编码　100176
传真　010-64405721
河北省武强县画业有限责任公司印刷
各地新华书店经销

开本 710×1000　1/16　印张 20　字数 285 千字
2022 年 3 月第 1 版　2022 年 3 月第 1 次印刷
书号　ISBN 978 – 7 – 5132 – 7371 – 8

定价　82.00 元
网址　www.cptcm.com

服 务 热 线　010-64405510
购 书 热 线　010-89535836
维 权 打 假　010-64405753

微信服务号　zgzyycbs
微商城网址　https://kdt.im/LIdUGr
官 方 微 博　http://e.weibo.com/cptcm
天猫旗舰店网址　https://zgzyycbs.tmall.com

如有印装质量问题请与本社出版部联系（010-64405510）

后的统稿工作由主编万飞、黄舟完成，副主编赵斯静、黄姗、戴奕爽具体参与修改完善所负责章节的内容，3Dbody(上海桥媒信息科技有限公司)提供本书部分插图，周天寒撰写前言，周天寒、黄萌对全书做最后审定，在此一并致谢。

本著作得到以下项目资助：教育部中国特色高水平高职学校和高水平专业建设子项目"中医药文化传承工程01-(1-4)"；重庆市教委中国特色高水平高职学校和高水平专业建设子项目"中医药文化传承工程04-1-(1-1)H""文化育人11-(11-4)"；2020年重庆市高等教育教学改革研究项目"针刀医学人才培养模式研究与实践"（202146）；重庆市职业教育学会职业教育科研课题"高职院校二级学院党建品牌创建与培育——以'岐黄'党建为例"（2020ZJXH282090）；重庆市卫生健康委员会2019年重庆市市级中医药重点学科（针灸推拿学）建设项目（渝中医〔2019〕11号）；重庆医药高等专科学校"'岐黄'文化育人工作室"，重庆医药高等专科学校"面向西部基层医疗机构的中医现代'师带徒'人才培养创新研究"（ygz2019401）。

由于编者学识所限，不足之处恳请读者指正，以便再版时修订提高。

朋友们，杏林有术育新苗，岐黄薪火在传承，让我们积极走进中医，传承中医，创新中医，发扬中医，让民族瑰宝在新时代绽放更加绚丽的光芒。

《走进中医——中医药文化知识必读手册》编委会
辛丑年仲夏于重庆医药高等专科学校崔香坡前

中篇 中医文化之传世佳话

下篇 中医文化之养生保健

（二）五行相克

自然现象中，森林大火被雨水浇灭，人类学会利用水浇灭火，认识到水克火；自然现象中，利器被火焚烧改造，人类锻造冶炼青铜、铁器，认识到火克金；自然现象中，树木被利器所断，人类从旧石器发展到金石并用之取材，于是认识到金克木；自然现象中，草木生长制约风沙，人类利用草木垒砌防沙带，于是认识到木克土；自然现象中，水被土阻断河流改变方向，人类学会拦河筑坝，认识到土克水。

（三）五行生克制化关系

五行相生相克关系是一种自然的机制，人类在模仿学习自然的过程中发现事物之间的滋生和制约关系。五行的关键在于"行"，只有"行动""作为"，才可能把事物的关联表达出来，而这些"行动"与"作为"是人类模仿学习自然规律的总结。《尚书·洪范》曰："水火者，百姓之所饮食也；金木者，百姓之所兴生也；土者，万物之所资生，是为人用。"《左传》指出："天生五材，民并用之，废一不可。"木、火、土、金、水除了是构成生活所必需的"五材"，关键还需要"民并用之"，"用"起来才能成"材"，并且"废一不可"。清代医家张志聪在《黄帝内经素问集注》中指出："盖五行之中，有生有化，有制有克。"相互滋生保证事物互相依存，生生不息；相互制约保证事物正常发展，不致于滋生太过。张介宾《类经图翼·运气上》指出："盖造化之机，不可无生，亦不可无制。无生则发育无由，无制则亢而为害。生克循环，运行不息。"反映事物依循本身所为呈现出固有的一种规则而持续的运动。

（四）五行学说在中医学中的应用

1. 以五脏配五行，说明五脏的生理功能 自然界的木有升发、条达、舒畅的作用，而肝主疏泄，有喜条达恶抑郁的特性，故以肝属木；自然界的火有温热、炎上的作用，而心对人体有温煦的作用，故以心属火；自然界的土性敦厚，有资生、助长万物的作用，而脾主运化，可以输送水谷精微以营养脏腑组织，是人体气血的生化之源，故以脾属土；自然界的金有清肃收敛的特性，而肺主气，具有清肃、下降、收敛的特性，故以肺属金；自然界的水寒凉、滋润、下行，而肾主水藏精，对人体具有滋养的作用，故以肾属水。

2. 以五行相生理论阐释机体肝心脾肺肾五个系统之间相互关联的关系

（1）肝（木）生心（火）　肝藏血以济心。心主血；肝藏血，有调节血量的功能，故而可以帮助心主血的功能。

（2）心（火）生脾（土）　心火可以温补脾土。心阳有温煦之功，脾主运化全赖阳气的健运，故心阳对脾有温补的作用。

（3）脾（土）生肺（金）　脾气散精，上归于肺。肺主宣降，宣发五谷精微全赖脾之运化水谷精微之功，上输而成。

（4）肺（金）生肾（水）　肺金清肃下行以助肾水。肺主宣降，通调水道，有帮助肾主水液的作用。

（5）肾（水）生肝（木）　肾藏精以滋养肝血。肾主藏精，精可化生血；肝以血为本，有赖于肾精的滋养。

3. 以五行相克理论阐释机体肝心脾肺肾五个系统之间相互制约的关系

（1）肺（金）克肝（木）　肝主疏泄，喜条达而恶抑郁，肝气最易上逆，而肺之清肃下行之功可以制约肝气的上逆。

（2）肝（木）克脾（土）　脾主运化，脾气易于壅滞，使运化失调；而肝主疏泄，肝气条达可疏泄脾土的壅滞。

（3）脾（土）克肾（水）　肾主水，对水液代谢具有调节的作用；而脾主运化水谷包括水液，故而可以帮助肾主水的功能，以防止肾水泛滥。

（4）肾（水）克心（火）　水液上承于心，水火既济，则可防心火亢烈于上。

（5）心（火）克肺（金）　肺主肃降；心火阳热上炎，有温煦之功，可防止肺的清肃太过。

人体正常生理活动规律的维持，就是五脏的生克制化规律的体现。任何一个脏腑在它正常的生理活动中，都有与它相生的脏腑，也有与它相克的脏腑，生中有克，克中有生，生克制化维持着人体脏腑活动的平衡状态。这也说明了人体五脏六腑之间的相互联系和相互制约关系，进一步确立了人体是一个有机的整体。

第三节　颐养天年

颐养天年，是顺天养命、扶助正气的生存智慧。所谓养，即保养、调养、补养、顺规律保护之意。颐养，即保全、养颐生命，以达长寿之意。所谓天年，即生物的自然寿命。早在《内经》开篇《素问·上古天真论》中就明确指出："形与神俱，而尽终其天年，度百岁乃去。"可见健康长寿是中华先民的夙愿。《周礼》认为"百二十岁为上寿，百岁为中寿，八十为下寿"。《左传》《庄子》《洪范》《内经》等，均论述人的寿命应该在百岁以上。中医药学是研究人类在天地之间存活及提高生存质量的学科，颐养天年是中医药文化的核心境界。

一、颐养天年的文化渊源

成书年代大约在公元前 239 年的《吕氏春秋》，是反映上古至秦始皇"焚书坑儒"之前的中国学术思想的一部巨著。书中将中医学定义为"生生之道"。第一个"生"是动词，有提高、壮大之意；第二个"生"是指生命及生命能力；"道"指根本性规律。"生生之道"意为强壮生命是医药学之道。可见中医药学在奠基之初，即对生命颐养具有相当程度的重视。从这个角度而言，中医药学也是广义的养生学。

先秦时期，虽有生产力进步，社会发展，促使春秋诸子百家争鸣的局面出现；但至西汉初年，前朝苛政和连年战争使得社会动荡，经济贫困。汉初统治者鉴于秦朝因暴政导致速亡的教训，采取休养生息、清净不扰民的政策，积极有为地作出调整，就有了"文景之治"和"昭宣中兴"，汉朝社会得益于"养民"，让汉代先民更感受到休养生息的重要性。在《内经》最终成书并成为中医学理论体系的奠基之作之时，"养"

成了中国全社会的共识。

农业被视为人类社会由旧石器时代进入新石器时代的重要标志。农耕稼穑是中国先民最主要的生活方式，农耕文化是我国古代文明的重要组成部分。庄稼作物的生命，顺应天地而春生、夏长、秋收、冬藏。这种靠种养的事实，是每个先民眼中必须遵循的规律；而这种与自然规律合拍来养育生命的农耕思维，自然会影响到国学思想下成长起来的中医药学的思维模式。

无论是社会发展休养生息，或是农作物生长化收藏，又或是生命颐养，"养"成为汉代先民深入人心的共识，成为全社会的共同价值理念。以"养"为大的汉代先民在创造以研究生命存活最佳状态为目的的中医药学时，自然把"生生不息，生命颐养"作为核心思维理念。这一时期成书的《内经》从探索生命本源出发，把先秦诸子对宇宙观、精气神、养生观等方面的思想论述融入中医药学这门自然科学的理论体系中，铸就了以颐养生命为特征、以生生不息立意的中医药学。先秦诸子提出的养生思想、原则与方法，渗透到医学领域，充实、丰富了中医药学的内容，尤其为养生学理论的形成和发展创造了有利条件。

二、颐养天年的核心法则

大自然造化人类，赋予人类自然寿命。顺而养之，保持整个生命过程尽可能不出差错、不受伤害，就是最大的"养"。但自然与人类社会环境的影响因素众多，万事总有利弊，趋向利大于弊是总的保养法则。养生就是坚持几十年如一日地趋向有利于生命活力的日常行为和好习惯。

（一）不伤为本

《内经》在开篇《素问·上古天真论》中就批评指出"以酒为浆，以妄为常，醉以入房，以欲竭其精，以耗散其真，不知持满，不时御神，务快其心，逆于生乐，起居无节"的行为，是当下身体受伤害减寿"故半百而衰"的原因。

中华"寿仙"彭祖认为："人生于世，但养之得宜，可至百余岁。不有可能由表及里、侵入内脏，使病情愈渐加重，治疗难愈。因此名医张仲景把既病防变作为"治未病"的中心环节。首先，要早期治疗。在疾病之初，要抓住时机给予正确治疗，尽量祛邪于萌芽阶段。其次，治未病的脏腑。人体是一个有机的整体，脏腑经络在生理上相互联系，而在病理状态下相互影响，成为疾病传变的内在依据，故张仲景将治尚未受邪的脏腑作为既病防变的重要措施。此外，正如《韩非子·喻老》所言："疾在腠理，汤熨之所及也；在肌肤，针石之所及也；在肠胃，火齐之所及也；在骨髓，司命之所属，无奈何也。"由于错过最佳治疗时机，病邪由表及里，以致深达骨髓，终不能治。因此，在防治疾病的过程中，一定要掌握疾病发生发展及传变的规律，做到早期诊断、早期治疗，才可能防止其传变。

2. 把握疾病传变规律 《难经》指出："上工治未病，中工治已病者，何谓也？然，所谓治未病者，见肝之病，则知肝当传之与脾，故先实其脾气，无令得受肝之邪，故曰治未病焉。"肝属木，脾属土，肝木能乘克脾土，故临床上治疗肝病，常配合健脾和胃的方法，这是既病防变的具体应用。此外，清代著名医家叶天士根据温热病伤及胃阴之后病势进一步发展耗及肾阴的病变规律，主张在甘寒养胃的方药中加入一些咸寒滋肾之品，这也是既病防变法则的应用范例。

总之，中医"治未病"的预防保健思想，是中华医药几千年来的经验总结和智慧结晶。这种以预防为主的养生保健理念与我国现代医疗卫生工作中把预防工作放在首位的指导方针是一致的。

第二章　中医思维方法

第一节　整体思维

整体思维是指在观察分析和研究问题时，注重事物本身的完整性和统一性，并且以普遍联系的观点看待宇宙万事万物的思维方式。中国哲学的整体思维不仅把整个世界视为一个有机整体，认为构成这个世界的一切事物都是相互联系、相互制约的，而且把每个事物又各自视为一个小的整体，除了它与其他事物之间具有相互联系、相互制约的关系外，其内部也呈现出多种因素、多种层面的普遍联系。在古代，人们对自然界的认识具有直观、综合的特点，习惯于将自然界和人视作一个整体，习惯于从宏观整体上把握事物的本质，综合地分析人和自然的整体联系，然后把握某些共同的规律。植根于传统文化的中医学亦直接受这种思维方式的影响，可以说是整体思维在医学领域的具体应用与体现。中医学运用整体思维，根据阴阳五行的规律，将人体与自然界的天文、地理、音律、动物、植物等人体外界因素联系起来，将人体与自然界和社会构建成了一个整体。中医学一直所遵循的"天人合一"观念就是整体思维的一种集中体现。在中医学发展的过程中，始终坚持和贯彻整体观，没有走先把整体进行分解，再还原的道路。整体思维是中医思维方法中最本质、最基础的内容。

中医学的整体思维具体体现在以下几个方面：

一、人与环境的统一

中医学把人体的生命活动放到自然界、人类社会的变化当中来认识，认为人类是宇宙分化的产物，是宇宙进化过程中所产生的一种高级存在形式，因此人类与其所在的自然环境本就是一个整体，同时个体生命又是社会的一分子，生命个体都是生活在一定的社会大集体中，任何个体也无法脱离社会而单独存在。因此中医学十分强调人与环境有机地相统一，提出带有自身学术特色的"天人相应"的命题。

（一）人与自然的统一

人生活于自然环境当中，人类生存所需要的阳光、水、土地等一切生活必需品都是由自然界所提供，人类的产生也是在地球生态演变过程中所产生的一种存在形式，所以自然界环境的变化，会引起人体发生相应的变化。人类患病所处的时间节点不同、所在的地域环境差异都会影响到人体的生理和病理状态，因此在认识人类健康和疾病问题时要将所处的自然环境充分考虑进去。

1. 昼夜 一天有昼夜之分，在一天当中不同的时间点，人体的生理功能状态会发生变化。早在中医经典《内经》中就对此有很深的认识，如《灵枢·营卫生会》说："夜半为阴陇，夜半后而为阴衰，平旦阴尽而阳受气矣。日中为阳陇，日西而阳衰，日入阳尽而阴受气矣。夜半而大会，万民皆卧，命曰合阴，平旦阴尽而阳受气，如是无已，与天地同纪。"说明人体阴阳之气的消长具有和天地昼夜变化同步的规律。《灵枢·顺气一日分为四时》说："以一日分为四时，朝则为春，日中为夏，日入为秋，夜半为冬。朝则人气始生，病气衰，故旦慧；日中人气长，长则胜邪，故安；夕则人气始衰，邪气始生，故加；夜半人气入脏，邪气独居于身，故甚也。"说明人体的功能会随着昼夜的变化而呈现规律性的变化，故患者的病情多表现出"旦慧、昼安、夕加、夜甚"的节律变化。中医学将人体生命活动受时间因素影响的思想，贯穿于疾病诊断和治疗的全过程，因此在治疗原则中有因时制宜之思想。

2. 季节气候 一年有春夏秋冬的季节变化，根据不同的季节，古人提出了不同的季节养生方法。《素问·四气调神大论》说："春三月，此谓发陈，天地俱生，万物以荣，夜卧早起，广步于庭，被发缓形，以使志生，生而勿杀，予而勿夺，赏而勿罚，此春气之应，养生之道也……夏三月，此谓蕃秀，天地气交，万物华实，夜卧早起，无厌于日，使志无怒，使华英成秀，使气得泄，若所爱在外，此夏气之应，养长之道也……秋三月，此谓容平，天气以急，地气以明，早卧早起，与鸡俱兴，使志安宁，以缓秋刑，收敛神气，使秋气平，无外其志，使肺气清，此秋气之应，养收之道也……冬三月，此谓闭藏，水冰地坼，无扰乎阳，早卧晚起，必待日光，使志若伏若匿，若有私意，若已有得，去寒就温，无泄皮肤，使气亟夺，此冬气之应，养藏之道也。"人生活于天地间，作为生物界的一分子，在季节变化的大规律影响下，人体表现出春生、夏长、秋收、冬藏的生理变化。因此，在不同的季节，应采取不同的养生方法。

人体的脏腑功能状态、气机运行状态也会随季节不同而产生影响，如《素问·平人气象论》言："平人之常气禀于胃，胃者平人之常气也，人无胃气曰逆，逆者死。春胃微弦曰平，弦多胃少曰肝病，但弦无胃曰死……夏胃微钩曰平，钩多胃少曰心病，但钩无胃曰死……长夏胃微耎弱曰平，弱多胃少曰脾病，但代无胃曰死……秋胃微毛曰平，毛多胃少曰肺病，但毛无胃曰死……冬胃微石曰平，石多胃少曰肾病，但石无胃曰死……"正常人之脉气，都来源于胃，所以说"胃气"就是正常人的脉气。人的脉象中如果没有胃气，那就叫做"逆"。逆就意味着死亡。脉象是反映人体胃气的重要指征，由于季节的不同，胃气的盛衰情况在四时五脏脉中的表现会有显著的差异，具体如下：春季的脉象，和缓中微带有弦象，这就是有胃气的正常体现，叫做平脉；如果弦象过于明显，而和缓之象不足，这就是胃气少的表现，叫做病脉，就会有肝脏的疾病；如果脉象纯弦，而丝毫没有和缓之象，就是胃气败绝的表现，也就是死脉。夏季的脉象，和缓中微带有洪象，就是有胃气的正常表现，叫做平脉；如果洪象明显而和缓之象不足，就是胃气少的表现，叫做病脉，就会有心脏的疾病；如果脉象仅是洪大，而丝毫没有和缓之象，就是胃气败绝的体现，也就是死脉。长夏的脉象，和缓中微带有软弱之象，这就是有胃气的正常体现，叫做平脉；如果软弱之象明显，而和缓之象不足，这就是胃气少的表现，叫做病脉，就会有脾脏的疾病；如果脉象只有动而中止不能自还，丝毫没有和缓之象，就是胃气败绝的表现，也就是死脉。秋季的脉象，和缓中微带有浮象，这就是有胃气的正常表现，叫做平脉；如果浮象明显，而和缓之象不足，这是胃气少的表现，叫做病脉，就会有肺脏的疾病；如果脉象纯浮，而丝毫没有和缓之象，这是胃气败绝的体现，也就是死脉。冬季的脉象，和缓中微带有沉象，这就是有胃气的正常表现，叫做平脉；如果沉象明显，而和缓之象不足，这是胃气少的表现，叫做病脉，就会有肾脏的疾病；如果脉象仅有沉象，而丝毫没有和缓之象，这是胃气败绝的体现，也就是死脉。人体之脉象在不同季节的显著差异，就是季节对人体正常生理影响的集中体现之一。

3. 地方区域　中医学十分重视地域对人体的影响，古人很早就发现不同地域人群在体质、常患疾病及治疗方面的差异特点。我国幅员辽阔，东西南北地区在海拔高度、气候方面存在较大差异。例如我国南方地区，地势相对低平，温度较高，雨水较多，故人体腠理多疏松，体格偏瘦削。而西北地区地势偏高，温度低，故人体腠理多致密，体格偏粗壮。这就是不同地域对人体质的影响，同时各个地区饮食及风俗习惯存在差异，在具体诊治疾病的过程中，就要考虑地区的差异，采取不同的治疗方法。

（二）人与社会的统一

人生活在社会之中，具有鲜明的社会属性。政治、经济、文化、法律、宗教、人际关系等社会因素，必然影响着人体的生理和病理变化。例如随着我国经济的发展，社会生产力不断提高，人民的物质生活条件日益改善，文化教育飞速发展，人们掌握了更多关于健康的知识，故人均寿命大为提升。但同时由于营养水平的提升，人口老龄化加剧，以及工业发展过程中出现的环境污染，也导致了诸如糖尿病、高血压、癌症等疾病的多发。伴随社会的进步，人类的世界观、价值观和人生观的变化，社会竞争压力的增大，也导致近些年身心性疾病的多发，尤其是抑郁症患者人数大幅增加。《素问·疏五过论》言："故贵脱势，虽不中邪，精神内伤，身必败亡。始富后贫，虽不伤邪，皮焦筋屈，痿躄为挛。"所谈的就是社会地位和经济情况的改变对人体健康的影响。这些都充分说明了社会环境因素对人体的重要影响。因此在认识人类健康和疾病问题时，社会因素是一个不可或缺的重要因素。

二、生命体的统一

人体是由形体及依附于形体的精神活动所构成。人体的形体由皮、肉、筋、脉、骨、脏腑、九窍等不同的部分组成，构成人体的各个组成部分都是整体生命功能不可分割的一部分，任何功能的实现都是建立在各个组成部分之间相互联系、相互协调的基础之上。每个脏腑组织的正常功能活动，都依赖于其他脏腑功能的正常运行，因此，中医学建立了基于整体功能联系的藏象学说。对于形体和精神而言，人的形体是人精神活动的藏舍之处，有形体才有精神活动，而人的精神活动又对形体起着主宰作用，因此人体本身就是形神一体，形体与精神密切联系，相互依存，不可分割。基于对生命体统一性的认识，中医学在诊断和治疗疾病的时候，也从整体出发，强调生命体的整体性。如对于心理性疾病进行调治时，不仅要进行心理疏导，还要对机体进行调理。

三、诊断治疗的整体观

中医诊断学的基本原则之一即为整体诊查，既要重视患者整体的病理联系，又要注意将患者所处的社会环境和自然环境与病情结合起来综合判断。之所以以此作为诊断的基本原则之一，是因为中医学从来都是从整体观的角度去看待人体和人与环境的关系。从诊法角度来看，又强调望、闻、问、切四诊合参，对各种诊察手段所采集的信息综合分析、参照互证，从而准确地做出诊断。辨证论治是中医学理论体系的特点之一，中医学所构建的是以脏腑为核心的生理体系，决定了中医在辨识证候时，通过诊察人体在疾病状态下所展示的外部征象，借以揣测人体脏腑的功能变化，从而对患者进行正确的诊断。就现有的八纲辨证、六经辨证、脏腑辨证等辨证方法而言，无一不是在遵循整体联系的病变规律而总结的辨证方法。因诊断的整体性，在治疗上中医学也一直遵循从整体角度对病证采取相应的治疗措施。

第二节　变易思维

变易思维，是指在观察分析和研究处理问题时，要用运动发展的眼光看问题，注重事物的运动变化规律的思维方法。中国古代哲学对此早有认识，认为宇宙间的一切事物都处于永恒的无休止的运动之中，"动而不息"是自然界及万事万物的根本规律。这种思维首先把一切事物都看成是相互对立的两个方面的统一体，然后从对立统一关系中揭示事物运动变化的根本原因。中国古代哲学的重要著作《易经》本身就是一部探索"变易"的著作。《周易·系辞》曰："易之为书也不可远，为道也屡迁，变动不居，周流六虚，上下无常，刚柔相易，不可为典要，惟变是从。"中医学将这种思维方式引入到医疗实践中，运用这种思维认识生命活动，具体体现在以下四个方面。

一、生命的变化周期

人体从出生到死亡所经历的生命历程本身就是一个不断变化的过程，随着年龄的变化，人体的功能就会发生相应的变化。《内经》明确记录了人体的周期变化规律。《素问·上古天真论》言："女子七岁，肾气盛，齿更发长；二七而天癸至，任脉通，太冲脉盛，月事以时下，故有子；三七，肾气平均，故真牙生而长极；四七，筋骨坚，发长极，身体盛壮；五七，阳明脉衰，面始焦，发始堕；六七，三阳脉衰于上，面皆焦，发始白；七七，任脉虚，太冲脉衰少，天癸竭，地道不通，故形坏而无子也。丈夫八岁，肾气实，发长齿更；二八，肾气盛，天癸至，精气溢泻，阴阳和，故能有子；三八，肾气平均，筋骨劲强，故真牙生而长极；四八，筋骨隆盛，肌肉满壮；五八，肾气衰，发堕齿槁；六八，阳气衰竭于上，面焦，发鬓颁白；七八，肝气衰，筋不能动。八八，天癸竭，精少，肾脏衰，形体皆极，则齿发去。"文中明确提出了女子以七年为周期，男子以八年为周期的生长发育规律。因此在对待生命的整个周期的观察中，始终贯彻了以恒动的眼光来观察。另外在《内经》运气学说研究中，还把生命节律、气机变化与年岁时日、天象联系起来进行考察，为临床预测疾病及正确把握治疗时机提供了珍贵的信息。

二、疾病的传变转化

中医学对疾病的产生，从邪、正两个方面来认识。邪就是邪气，指代各种可以损害人体的致病因素。正指正气，指人体的各种抵抗邪气、维护健康、恢复健康的能力。疾病的产生，是邪正斗争过程中邪胜正负的结果。但是人体患病后，邪正的斗争并没有停止，还在继续着斗争。如果正气渐盛，邪气渐衰，则身体逐渐走向康复；反之，则病情不断加重。因此，中医在治疗的过程中要时刻考虑邪正力量的对比，不断根据具体情况的变化而进行调整。固定不变的疾病是不存在的，变化是常态。医圣张仲景所著《伤寒杂病论》就是以六经辨证的方法对人体外感热病的完整认识，而六经辨证就是对外感热病不同病变阶段的规律性认识。清代温病学家所创立的卫气营血辨证及三焦辨证方法，亦是针对温病不同变化阶段的宏观动态把握。他们都是对人体患病后疾病传变规律的系统认识。

三、治疗的应变而动

中医学理论体系的重要特点之一就是辨证论治，这一特点集中反映了中医治疗的动态性。辨证论治的含义就是根据证的不同而采取不同的治疗，证是对疾病发展过程中某一阶段病理本质的概括，因此这一特点要求临床医生要随时根据患者在治疗过程中出现的变化，并根据新的变

程中机体的抗病趋向，顺势引导，助正祛邪，达到治疗疾病的目的。

（二）顺应四时昼夜阴阳消长之势

人体的阴阳之气在季节和昼夜节律中的消长变化与地球围绕太阳运动进行的公转和自转具有同步性，因此在治疗过程中要掌握这种天时阴阳的消长之势，以选方用药，因时制宜。《素问·厥论》言："春夏则阳气多而阴气少，秋冬则阴气盛而阳气衰。"因此于疾病而言，春夏受邪易于热化，秋冬受邪易于寒化。因此在治疗疾病的过程中，应当顺应时令而调节人体之阴阳。春夏季节阳气渐盛，阳虚之人当在春夏季节行助阳之法；秋冬季节阴气渐盛，对阴虚之人，正是行滋阴治法的最佳季节。如果治病方药性质寒热峻烈，且与时令阴阳消长相悖逆时，宜减少用量，或制方寒热反佐，或炮制而缓其性，以缓和药治与顺应时令之间的矛盾。

人体昼夜阴阳消长节律以子午卯酉四个时辰为关键，其中子午两个时辰尤为关键。子时阴气至极，一阳始生，至午升而至极；午时阳气至极，一阴始生，至子时则阴气至极。顺应昼夜阴阳消长节律治疗疾病，主要反映在服药时间上的选择，一般治疗阳分、气分病变，服用具有温阳、益气、健脾等作用的方药宜清晨、上午服用，则用药可借助人体阳气欲盛之势，强化药物作用；凡治阴分、血分病变，服用具有滋阴养血的方药宜黄昏、夜晚服，则用药可顺应人体阴气欲盛之势，彰显药物作用。

不仅季节、昼夜之阴阳消长对人体有重要影响，月相阴阳的消长对人体尤其是女性也有着重要的影响。随着太阳、地球、月球相对位置的变化，月相表现出朔、上弦、望、下弦、晦的节律，人体的气血及功能活动也受到影响，呈现出适应性的节律变化。《素问·八正神明论》言："月始生，则血气始精，卫气始行；月郭满，则血气实，肌肉坚；月郭空，则肌肉减，经络虚，卫气去，形独居。"故在治疗疾病时应当遵循人体因月相不同而呈现的气血盛衰节律。女性的月经受月相盈亏变化影响更为明显。李时珍《本草纲目》言："女子，阴类也，以血为主。其血上应太阴，下应海潮。月有盈亏，潮有朝夕，月事一月一行，与之相符，故谓之月水、月信、月经。"这就明确提出了女子月经与月相的密切关系。

（三）顺应气机升降出入之势

气是构成和维持人体生命活动的基本物质之一，升降出入是气运动的基本形式。从人整体气机运行而言，整体之气的运行保持了升降出入的相对平衡，但每个脏腑都有其本身气机运行趋势的差异，如以中焦脾胃而言，脾以升为健，胃以降为顺。在疾病过程中，脾病多以不能正常升提为主，常见头目昏眩、脏器下垂等临床症状；胃病则多见不能正常通降，而出现呕吐、呃逆、嗳气等胃气上逆等症状。因此在治疗过程中，脾病多以益气升提之法治之，胃病则以降气和胃而治。因此在认识和治疗不同脏腑疾病时，就要考虑各脏腑本身的气机运行自然之趋势，顺其性而治之。就人整体气机而言，不同季节气机升降出入各异，一般而言，春生、夏长、秋收、冬藏，因此这种季节差异不仅影响人体生理之状态，也涉及在治疗过程中顺逆之别。如常用祛邪之法汗法，其药势上行而外散，此乃以药而行春夏之气，故在使用过程中，于秋冬之行闭藏之令的季节当慎用，春夏季节使用则较为适宜。如针对慢性虚损病证治疗的膏方，其服用季节一般以冬季为主，带有明显的季节性。从冬至即"一九"开始服用，至"六九"结束，大约 50 天，或服至立春前结束。之所以多在冬季进补，就是顺应冬季气机潜藏之势，进补之成分能够潜藏于体内而取得较好的补益疗效。

（四）顺应地理差异之势

人生活于自然之中，生活于不同地域之人，由于其海拔、气候、水土的差异，人民的饮食构成、生活习惯、风俗观念等各异，因此造成不同地域人群的体质和疾病病种的差异，故在治疗疾病的过程中，应当顺应地理差异之势以治疗。《素问·异法方宜论》对此早有论述："黄帝问曰：医之治病也，一病而治各不同，皆愈何也？岐伯对曰：地势使然也。"同一病证，由于受到地域气候的影响，在具体用药治疗过程中当有所区别。例如同为外感风寒证，由于西北地区气候寒冷，人体腠理致密，故用辛温解表药物治疗时药量偏大，且常选用发汗作用较为峻猛的麻黄和桂枝；在南方地区，由于气候炎热，人体腠理相对疏松，故治疗中药量较轻，且选用发汗作用较弱之品。

第五节 功用思维

功用思维，是指在观察分析和研究处理问题时，注重事物的功能、属性、效用，而不是形态、结构、组成；注重取得实效，解决实际问题，而不侧重分析、验证物质机理的思维方法。

中医学在产生之初就是一门以实用为主要目的，实际解决人类病痛的学科。在世界医学发展史中，中医学之所以能流传至今，其可靠的临床疗效是其传承的根本。之所以重用轻体，有客观条件的制约，受限于中国古代社会的生产力水平，古代医家不具备对人体及药物进行物质分析及深入研究的条件。在《内经》中虽然已经有了诸多关于人体脏腑的描述，但是中医学终究所走的实际路径仍然为从整体功用角度进行理论的构建，理论构建所运用的思想都是基于中国哲学的道、气、阴阳、五行等范畴，而这些范畴大多是反映事物的功能特性，或是说明事物之间在性质上、作用上的关系，这与西方医学的还原论思想形成了鲜明的对比。无论是在中医理论体系构建上、药物治疗作用的认识上，其认识的出发点总是从其功能、属性上去认识。在数千年的医疗实践中，这种功用思维得到了充分的发展和应用，积累了丰富的宝贵财富。

一、从功用上认识人体生理

在中医学构建的人体生理状态的框架中，藏象学说、气血津液学说、经络学说等是其主要构成部分。中医学所构建的理论无不是从功用角度去认识人体。

中医藏象学说中脏腑的概念不同于西医学脏器的概念，在西医学中具体的脏器有实际对应的解剖组织，而中医学中的脏腑概念源于解剖，却又高于解剖，是一个形态结构之上的功能单元。对于机体当中的脏腑并不去深究它是由什么组织所构成，而是重点观察它在整体生命活动中起什么作用及如何发挥作用。基于从人体整体生命活动把握的人体生命活动之"象"的观察，赋予脏腑以一定的功能内涵，从而在五行学说的指导下，形成了以五脏为核心的藏象系统。在藏象系统中，重点探讨的是它们的生理功能和生理联系，因此中医学的脏腑概念更多的是一种功能单位的概念。

中医之理论体系也并非纯粹的功能体系，在中医学理论体系中其物质基础涉及精、气、血、津液等。以气为例，"气"是中医学的基本范畴，同时也是藏象学说的基础。中医学认为，气是构成人体和维持人体生命活动的基本物质之一，气的运动及其在运动基础上产生的变化是生命活动的最基本运动形式。在肯定了以五脏系统为核心的生命体具有类象关联的基础上，更注重从气的升降出入的运动功能状态来考察五脏系统的生理功能和病理变化。因此可以看出"气"既是一种精微物质，同时也是一种功能含义，是物质和功能的统一，既体现了生命物质（体）与生理功能（用）相统一的生命本质，又体现了重用轻体的思维特征。

二、从功用上认知病因病机

中医学将病因大致分为内因（饮食失宜、七情内伤、劳逸过度）、外因（六淫）、病理产物性病因（痰饮、瘀血、结石）等几个方面，这些因素基本涵盖了来自自然环境、社会环境和人类个体行为的各个方面。当这些致病因素超越了个体的自我调节能力之后，就会成为一种致病因素。以外感病因中的风、寒、暑、湿、燥、火为例，中医学认识病因并非如西医学一般，从外界环境中寻找各种致病的微生物如病毒、细菌等等，中医学是从功能的角度去认识的。以外感六淫中的寒邪为例，通过对人体受寒后反应特点的观察，将寒邪的性质和致病热点归纳为阴邪，易伤阳气、寒性凝滞主痛、寒性收引，这正是对人体受寒后容易出现怕冷、疼痛、无汗等症状表现的归纳和总结。可见中医学对寒并非从本质上研究寒究竟为何物质实体，由何种致病源或成分所构成，而是从致病作用上对寒这种致病邪气进行的升华和归纳。

与认识病因类似，中医对于疾病病理即病机的认识也是从功用角度进行的。中医学认为健康的人体是阴阳平衡的状态。当人体在内外致病因素的作用下，导致人体的阴阳平衡被打破，阴阳失去了相对的协调平衡，人体就会患病。因此，阴阳失调是疾病过程中最基本的病机。以阳盛证而言，其指阳热之邪侵袭人体所导致的实热证，其临床表现多为具有发热恶热、口渴喜冷饮、面红目赤等表现。中医学在认识病理上，也采取从功能的角度进行认识。以阳盛证而言，阳的功能偏盛，产热过多，而导致诸多症状。中医诊疗的特点是辨证论治，中医的"证"更多为功能性变化而非器质性病变，证所揭示的是人体在外在致病因素影响下导致的功能状态的改变。因此，对于人体病理，也是遵循从功能态角度进行认识。

三、从功用上把握药物及针刺治疗作用

中药及基于中药基础上的方剂是中医治疗疾病的重要工具之一。在认识药物上，中医学并没有去通过实验手段发现药物当中所包含的具体化学成分及作用机制，而是从药物整体作用到人体之后的反应状态进行的归纳。如关于中药的寒、热、温、凉四气的认识就是如此，包括五味、升降浮沉、归经，无不是对功用的一种归纳和总结。如患者临床表现为高热烦渴、面红目赤、舌红等症状，这就属于阳热证；如服用生石膏、黄连后，上述症状得到了缓解或者解除，就说明它们的药性是寒凉的。五味的产生，首先是通过对药物味道的真实反映，但是随着长期的临床治疗观察，发现不同味道的药物作用于人体之后会发生不同的反应，产生不同的临床疗效，而后总结归纳出五味的理论。因此药性的"味"已经超越了单纯的味觉的范围，而是对药物功用的一种分类方法。在药物基础之上产生的方剂，也是在遵循整体辨证的前提下，在病证病机的主次矛盾关系基础上确定相应的治法，而选药组成主次有序的复杂功能整体。因在临床实践中，临床所见之病证具有复杂性，因此并非单一药物所能调治。由数位药物按照中医组方原理所组成的药物群，通过

君臣佐使的配伍结构，能够提升治疗效果，避免单一药物所产生的副作用，从而发挥更好的治疗疾病的作用。因此，方剂的产生本省就是基于复杂病证治疗的复杂药物功能集合体。

针刺治疗是中医治疗学的一种重要治疗手段，其重要理论基础经络学说本就是人体的整体性功能联系系统，经络通过发挥其运行气血、沟通联系内外的作用将人体连接为一个统一体。从当今对经络实质研究来看，还未发现哪种特殊组织与中医经络对应。因此经络、穴位等都是人体多层次组织结构综合作用的一些部位，而通过对经络和穴位的刺激，就可以整体调节与之相关的脏腑功能和气血运行状态从而达到调节人体功能状态的作用。因此，经络学说及针刺治疗实质上就是基于功能认知基础上所形成的理论及治疗手段。

第三章　中医行为文化

第一节　诊疗方法

一、诊断方法

（一）四诊

"诊"者，诊察了解也；"断"者，分析判断也。"诊断"即观察、询问、检查患者病情相关情况，以求掌握疾病的基本资料，从而对患者当前的健康状况和疾病的本质进行辨识，并对所患之病、证做出概括性判断。"诊断方式"即诊断时所使用的手段、方法，主要包括望、闻、问、切四诊。张景岳曰："诊，视也，察也，候脉也。凡切脉望色，审问病因，皆可言诊。"

1. 望诊

（1）概念　望诊是指医生运用视觉察看患者的神、色、形、态、舌象及分泌物、排泄物等，以发现异常表现，诊察病情的方法。

（2）主要内容　全身望诊（望神、色、形、态）；局部望诊（望头面、五官、颈项、躯体、四肢、二阴、皮肤等）；舌诊（望舌体、舌苔）；望排出物（望鼻涕、痰涎、呕吐物、大便、小便、汗液等）；望小儿指纹。

（3）基本原理　中医基本理论认为，人体内在的脏腑与外在的体表之间有着密切的联系，外部的不同表象乃内在脏腑、气血、经络功能的外在反映。而人体是一个有机整体，脏腑通过经络与皮毛、四肢、百骸、五官密切联系，在生理、病理上相互影响，故人体之外在表现，特别是精神、面色、舌象等的变化，与内在脏腑、气血的虚实状况密切相关。当人体脏腑、气血、经络等因邪气侵袭而发生病理改变时，必然会反映于体表相关部位，故通过观察患者外在的异常征象，就可以推测其内在的病理变化。

（4）注意事项　①望诊当在充足的天然光线下进行；②当充分暴露受检部位；③要熟悉各部位组织的正常结构和生理特点及其与内在脏腑的联系；④当动态观察，从病情发展、变化的角度判断病理体征所提示的临床意义。

2. 闻诊

（1）概念　闻诊是指医生通过听患者的语言、呼吸等声音及嗅患者散发出的异常气味，以诊察病情的方法。

（2）主要内容　听声音（听患者的声音、语言、呼吸、咳嗽、呃逆、呕吐、太息、嗳气、呵欠、喷嚏、肠鸣等各种声响）、嗅气味（闻患者口气、汗气、痰涕之气、呕吐物之气、排泄物之气等病体之气及闻室内之气）。

（3）基本原理　人体的各种声音、气味均是在脏腑生理活动和病理变化中产生的，所以通过判断声音及气味的异常变化可以诊断病证。清代王秉衡曰："闻字虽从耳，但四诊之闻，不专主于听声也。"

3. 问诊

（1）概念　问诊是指询问患者或陪诊者疾病相关情况，以了解患者的各种不适感觉及疾病发生、发展、诊疗等现病史和既往史，诊察病情的方法。

（2）主要内容　《新编十问歌》：问诊首当问一般，一般问清问有关。一问寒热二问汗，三问头身四问便。五问饮食六胸腹，七聋八渴俱当辨，九问旧病十问因，再将诊疗经过参。个人家族当问遍，妇女经带并胎产。小儿传染接种史，疹痘惊疳嗜食偏。

（3）注意事项　①问诊环境当安静适宜；②医生态度当和蔼认真；

③医生语言当通俗易懂；④当避免使用诱导或暗示语言；⑤当分清病情相关症状的主次缓急。

4. 切诊

（1）概念　切诊是指医生用手指或手掌通过触、摸、按、压以切脉和触按患者身体有关部位，测知脉象及身体的异常征象，以了解患者身体的异常情况，诊察病情的方法。需要指出的是，古代切诊专指脉诊。

（2）主要内容　脉诊（28脉）、按诊（胸胁、脘腹、肌肤、手足、腧穴）。

（3）基本原理　脉象是手指感觉到的脉搏跳动的形象。中医学认为，人体的经脉贯通全身，内连脏腑，外达肌表，而经脉为气血运行之隧道，气血运行于经脉之中，其周流全身，遍经脏腑，如环无端，周而复始。因此，脉象能够反映人体的脏腑功能、气血、阴阳等综合信息。

综上可知，通过四诊所收集的病情相关资料，主要包括症状和体征两个方面。"症状"即患者自己感觉到的痛苦和不适，如发热、恶寒、疼痛、恶心、胸闷、脘痞等症。"体征"即经医生检查而发现的异常征象，如面黄、舌暗、脉迟缓、包块坚硬等。症状和体征可统称为症状，简称"症"，其是疾病所反映的具体现象，是判断病情、辨别证候及进行治疗的主要依据。

（二）辨证

辨证是在中医基本理论的指导下，对通过四诊收集的患者的各种临床资料进行综合分析，从而对当前疾病的病位、病性等病变本质做出判断，并概括出完整证名的诊断过程。辨证法主要包括八纲辨证、六淫辨证、阴阳虚损辨证、气血辨证、津液辨证、六经辨证、卫气营血辨证、三焦辨证、经络辨证等辨证方法。

二、治疗方法

中医治病主要有八法，即汗、吐、下、和、温、清、消、补。此八法实乃人体脏腑组织自身生理功能的具体表现，其有生理和病理两种表现。若见于病理情况下，则是人体自身从病理状态向正常状态自我调节的体现，即正气祛邪的状态，这是人体自我保护功能的体现。正是这种自我的调节维持着人体生理状态的平衡，而药物或其他治疗方法仅起到辅助或促进作用。

1.汗法　即运用辛散之品，通过辛散宣泄之法，以开泄腠理、调和营卫，促其汗液外排，从而使邪气随汗外解的一种治法，又称解表法。主要适于外感表证。代表方如麻黄汤、桂枝汤、银翘散等。

2.吐法　即运用具有催吐作用的药物或用机械方法刺激咽部探吐，使停留在咽喉、胸膈、胃脘的痰涎、宿食等病邪或有毒物质等从口中吐出的一种治法。代表方如瓜蒂散、二圣散等。

3.下法　即运用具有泻下作用的药物或运用机械方法，通过荡涤肠胃、排出粪便，使停留在胃肠的有形之积滞、痰饮水湿、瘀血等邪气排出体外的一种治法。代表方如大承气汤、小承气汤、大柴胡汤等。

4.和法　即运用和解或调和的方法以消除病邪的一种治法。主要用于治疗邪在少阳或脏腑失调、阴阳失和、表里不和的病证。代表方如小柴胡汤、柴胡桂枝汤等。

5.温法　即运用辛温或辛热之药，通过温里散寒、回阳救逆等作用，使寒祛阳复的一种治法，又称祛寒法。主要用于治疗太阴虚寒、少阴亡阳厥逆及阴寒之邪凝滞经脉等里寒病证。代表方如四逆汤、麻黄细辛附子汤等。

6.清法　即运用辛寒或苦寒之药，通过其清热、泻火、解毒、凉血等作用，以解除热邪的一种治法。主要用于治疗热在阳明、少阳及热在气营血分等病证。代表方如白虎汤、黄连阿胶汤、犀角地黄丸等。

7.补法　即运用有补益作用的药物以补养人体亏虚状态的气血阴阳，以治疗各种虚证的一种治法。补法主要分为补气、补血、补阴、补阳四类。代表方如四君子汤、四物汤、麦门冬汤、肾气丸等。

8.消法　即运用具有消积导滞、软坚散结、消肿溃坚等性质的药物，以消散和破削体内有形之物的一种治法。凡由气、血、痰、湿、食等留而形成的各种包块，不能速祛者，皆可用消法以缓散之。代表方如逐瘀汤、保和丸、消瘰丸等。

第三节　师承教育

　　师承教育即是指采用传统师承的方式进行教育。根据教育部联合国家中医药管理局发布的《关于医教协同深化中医药教育改革与发展的指导意见》，计划"到2020年，基本建成院校教育、毕业后教育、继续教育三阶段有机衔接，师承教育贯穿始终，符合中医药事业发展要求和学科特色的中医药人才培养体系"。

一、国家重视中医药的发展及对师承培养模式的肯定

　　中医学作为传统文化中的一部分，更作为一门重视实践的学科，具有其独特的文化属性，这也决定了在数千年的中医传承中，以师承方式为主要特征的传教模式与"继承－创新－传递"的发展模式占据着主导地位。而近代以来，在西学东渐的大背景下，西医模式的快速发展，致使人们忽略了中医传承的特殊性，特别是中医院校的建立，使中医培养的固有传承模式被忽视，导致了中医传承者的培养质量不尽如人意。而随着国民生活水平的不断提高，以及健康意识和理念的不断增强，人民群众对中医药服务提出了更多的需求和更高的要求，这就要求我们必须加强中医药人才的培养。

　　故2016年12月22日，国家中医药管理局"为全面深入贯彻落实党中央、国务院振兴发展中医药的方针政策和决策部署，重视并发挥人才资源对中医药事业发展的基础性、战略性、决定性作用，深入实施人才优先发展战略，根据《国家中长期人才发展规划纲要（2010—2020年）》《中医药发展战略规划纲要（2016—2030年）》《中医药健康服务发展规划（2015—2020年）》《医药卫生中长期人才发展规划（2011—2020年）》等文件要求"，组织编制了《中医药人才发展"十三五"规划》，其指出："十二五"期间……中医药人才规模和素质得到较快提升。

每万人口卫生机构中医执业（助理）医师数 2015 年达到 3.35 人，全国 96.93% 的社区卫生服务中心，92.97% 的乡镇卫生院，80.97% 的社区卫生服务站和 60.28% 的村卫生室能够提供中医药服务。"并指出："多层次多类型的中医药师承教育模式初步建立。广泛开展了师承教育与院校教育相结合的人才培养，推进以师承教育为主要传承模式的中医药人才培养项目，积极推进中医药传承人才培养。评选表彰了第二批国医大师 30 名，建立国医大师传承工作室 60 个。开展全国老中医药专家学术经验继承工作，培养 1476 名继承人。建设全国名老中医药专家传承工作室 956 个、中医学术流派传承工作室 64 个、基层名老中医药专家传承工作室 200 个，培养了 511 名全国优秀中医临床人才、630 名中药特色技术传承人才。"

2018 年 2 月 14 日，国家中医药管理局印发了《关于深化中医药师承教育的指导意见》，其中充分肯定了中医师承的重要性："中医药师承教育是独具特色、符合中医药人才成长和学术传承规律的教育模式，是中医药人才培养的重要途径。发展中医药师承教育，对发挥中医药特色优势、加强中医药人才队伍建设、提高中医药学术水平和服务能力具有重要意义，是传承发展中医药事业，服务健康中国建设的战略之举。"并从 7 个方面提出了发展中医药师承教育的主要举措（《指导意见》解读）："一是发展与院校教育相结合的师承教育。推动师承教育与院校教育相结合的人才培养模式改革。深化医教协同，实行人文教育和专业教育的有机结合。推进中医药经典理论教学与临床（实践）相融合。鼓励有条件的中医药院校开设中医药师承班，逐步实现将师承教育全面覆盖中医药类专业学生。探索师承教育制度与学位和研究生教育制度衔接的政策机制，进一步完善全国老中医药专家学术经验继承工作与中医专业学位衔接政策。二是加强与毕业后教育相结合的师承教育。发挥师承教育在毕业后教育中的作用，建立符合中医药特点的毕业后教育制度，建立具有中医特色的住院医师规范化培训模式。试点开展以传承名老中医药专家学术思想与临床经验，提升中医医师专科诊疗能力与水平为主要内容的中医医师专科规范化培训。三是推进与继续教育相结合的师承教接，患者的舌象和脉象可直接呈现给学生。此模式虽然提高了学生一定的临床能力，有效解决了中医师承教育师资匮乏、"徒弟"只能接受一家之学、不能反复学习、没有考核标准等不足，但是"名中医工作室"模式不能完全替代实际临床跟师，特别是切诊的完全缺失，可影响到对疾病病机、病位、病势的判断而直接影响到对疾病的诊断治疗。临床跟师依然是中医教育中从书本走向临床的过程中不可缺失的重要环节。

第四章　中医物质文化

第一节　诊疗器物

中医药是包括汉族和少数民族医药在内的我国各民族医药的统称，是我国劳动人民在长期同疾病作斗争的过程中反映中华民族对生命、健康和疾病的认识，经过不断积累、完善、摸索，逐渐形成的具有悠久历史传统和独特理论风格及技术方法的医药学体系。经过大量反复长期临床的发展和实践探索，形成了一套独特的诊疗器物，比如药罐、药锤、脉诊垫、针疗、罐疗、灸疗、刮痧等。

药罐是传统中医用于储存中药的器皿，一般大多以瓷制为主，大口且有盖，能防潮、防虫，是古代保存中药最为普遍的一种形式。

药锤又称为药杵，是中药房最为常见的一种传统捣药工具，造型美观又实用，具有悠久的历史。在调剂饮片（俗称抓药）时将果实类、矿物类、贝壳等质地坚硬的中药打碎使用，是中药房的必备工具之一。

脉诊垫是用于中医脉诊的一种常用工具，是中医学独特的诊断疾病的方法。医生用指腹按一定部位的脉搏来诊查脉象，从而了解病情，诊断疾病。脉诊可以反映脏腑的功能，气血的盛衰，以及邪正变化的趋势，所以脉诊可以测病因，知病位，审病机，辨病性，察预后。古代脉诊有三部九候诊法、三部诊法及寸口诊法。如今诊脉一般用寸口诊脉法，即桡动脉搏动处。

针疗主要用于针刺，是应用针具刺入肌腠，或叩刺体表某些皮部，或刺络放血的方法，包括电针法、毫针刺法、皮肤针法、温针法等，其中毫针刺法临床使用最普遍。针疗可起到温通经络、化瘀活血、调节脏腑功能的作用，达到治病防病的目的。目前所用毫针多是合金制成，毫针结构包括针尖、针身、针根、针柄、针尾5个部分。

一、电针

电针法是将针刺入人体腧穴待得气后，在针具上接通电流，利用针和电两种刺激相结合，以防治疾病的一种方法。其优点是能代替人持续运针，节省人力，且能比较客观地控制刺激量。

1. 操作方法　电针法的处方配穴与针刺法相同。一般选用其中的主穴，配用相应的辅助穴位，多选同侧肢体的穴位为宜。针刺入穴位有得气感应后，将输出电位器调至"0"位，负极接主穴，正极接配穴，然后打开电源开关，选好波型，慢慢调高至所需输出电流量。通电时间一般在5～20分钟，如感觉弱时，可适当加大输出电流量，或暂时断电1～2分钟后再行通电。当达到预定时间后，先将输出电位器退出"0"位，然后关闭电源开关，取下导线，最后按一般的起针方法将针取出。

当电流开到一定强度时，患者有麻、刺感，这时的电流强度称为"感觉阈"。如电流强度再稍增加，患者会突然产生刺痛感，能引起疼痛感觉的电流强度称为电流的"痛阈"。强度因人而异，在各种病理状态下其差异也较大。一般情况下在感觉阈和痛阈之间的电流强度，是治疗最适宜的刺激强度。但此间范围较小，须仔细调节。超过痛阈的电流强度，患者不易接受，应以患者能耐受的强度为宜。

2. 作用和适用范围　电针可调整人体生理功能，有止痛、镇静、促进气血循环、调整肌张力等作用。电针的适用范围基本和毫针刺法相同，故其治疗范围较广。临床常用于各种痛症、痹证和心、胃、肠、胆、膀胱、子宫等器官的功能失调，以及癫狂和肌肉、韧带、关节的损伤性疾病等，并可用于针刺麻醉。

二、皮内针

皮内针法是将特制的小型针具固定于腧穴部位的皮内作较长时间留针的一种方法，又称"埋针法"。皮内针的针具有两种：一种呈颗粒型，或称麦粒型，一般长 1cm，针柄形似麦粒；一种呈揿钉型，或称图钉型，长 0.2～0.3cm，针柄呈环形。针刺部位多以不妨碍正常活动的腧穴为主，一般多选用背俞穴、四肢穴和耳穴等。

1. 操作方法

（1）颗粒式皮内针　用镊子夹住针柄，对准腧穴，沿皮下横向刺入，针身可刺入 0.5～0.8cm，针柄留于皮外，然后用胶布顺着针身进入的方向粘贴固定。

（2）揿钉式皮内针　用镊子夹住针圈，对准腧穴，直刺揿入，然后用胶布固定。也可将针圈贴在小块胶布上，手执胶布直压揿入所刺穴位。皮内针可根据病情决定其留针时间的长短，一般为 3～5 天，最长可达 1 周。若天气炎热，留针时间不宜过长，以 1～2 日为好，以防感染。在留针期间，可每隔 4 小时用手按压埋针处 1～2 分钟，以加强刺激，提高疗效。

2. 适用范围　皮内针法临床多用于某些需要久留针的疼痛性疾病和久治不愈的慢性病，如神经性头痛、面神经麻痹、胆绞痛、腰痛、痹证、神经衰弱、高血压、哮喘、小儿遗尿、痛经、产后宫缩疼痛等。

三、水针

水针法又称穴位注射，是指在穴位中进行药物注射，通过针刺和药液对穴位的刺激及药理作用，从而调整机体功能，改善病理状态的一种治疗方法。

1. 常用药物　根据病情需要，选用各种供肌内注射的中西药物。常用 5%～10% 葡萄糖溶液、生理盐水、抗生素、维生素 B_1、维生素 B_{12}、0.5%～1% 普鲁卡因、各种组织液，以及当归、川芎、板蓝根等多种中药注射液。

12.《备急千金要方》 为唐代孙思邈所著，是我国古代综合性中医学临床医著，详尽地记载了唐以前主要医学著作的医论、医方、诊法、治法、食养、导引等多方面的内容，包括了作为一个医生所必备的各种医学理论和实践知识，被誉为我国最早的临床百科全书，对后世医家影响极大。

13.《外台秘要》 为唐代王焘所著。本书汇集了初唐及唐以前的医学著作，对医学文献进行大量的整理工作，使前人的理论研究与治疗方药全面系统地结合起来，为研究中国医疗技术史及发掘中医宝库提供了宝贵的资料和考察依据。

14.《仙授理伤续断秘方》 为唐代蔺道人所著，是我国现存最早的骨伤科专著。书中对前人的成就和蔺道人本人的临证经验做了较全面的总结，系统地记述了骨折的治疗常规，对骨折复位固定提出"动静结合"的治则，对肩关节脱位首次采用"椅背复位法"。该书是中医骨伤科学的奠基之作，对后世骨伤科学的发展产生了巨大影响，至今仍有一定的指导和借鉴作用。

15.《铜人腧穴针灸图经》 为北宋王惟一在创制针灸铜人模型的基础上所撰。书中手足三阴三阳经脉和任督二脉的循行、主病及其腧穴部位，参考各家学说予以订正。该书总结了北宋以前针灸腧穴的主要成就，流传甚广，对针灸学的发展起了一定的推动作用。

16.《小儿药证直诀》 为北宋钱乙的弟子阎孝忠收集他的临证经验而编成，成书于宋宣和元年（1119），是我国现存的第一部系统完整的儿科专著，也是世界上最早的儿科专著。后世尊称钱乙为"儿科之圣""幼科之鼻祖"。

17.《三因极一病证方论》 为南宋陈言所撰。陈氏"三因学说"将病因归为3类，把六淫致病归于外因，七情致病归于内因，不能归入内外病因的一律归于不内外因，使病因学说更加系统化，成为后世论说病因的规范。全书论述精审，多有心得发明，所列方药乃由作者精选而成，非一般杂收并蓄、汇聚成方者可比，故此书在理论研究和临床应用上都具有较高的参考价值。

18.《医学启源》 为金代张元素所撰。全书分三卷，上卷着重论述脏腑病机，附以脏腑诸病的用药心法；中卷为《内经》主治备要和六气方治；下卷为用药备旨，论述药性的气味厚薄、寒热升降及四气五味、五脏苦欲等理论，悉遵《素问·阴阳应象大论》《素问·至真要大论》诸篇之旨，是研究药性最有系统的专篇。

19.《脾胃论》 为金代李东垣所著。该书依据临床实践，结合医学理论，认为脾胃在人体生理活动中最为重要，提出了"内伤脾胃，百病由生"的主张。

20.《外科精要》 为宋代陈自明所著，为中医治疗痈疽之专论。书中对痈疽疮疡等症的因症诊治等，根据经络虚实情况而用药，开创了外科疾病辨证施治之先河，对后世外科学的发展产生了一定的影响。

21.《世医得效方》 为元代危亦林所著，内容涉及中医内、外、妇、儿、骨伤、五官等，其以治证与方药分类，纲目分明，对骨伤科证治尤多发挥。该书具有重要的考据与临床实用价值，是中医学习、研究和临床必备的参考书。

22.《丹溪心法》 为元代朱震亨所著。朱氏通过多年临床实践，创立了有名的"阳常有余，阴常不足"及"相火论"学说，并针对杂病的辨证治疗提出了气、血、痰、郁四伤学说，对于医学理论的发挥及杂病的治疗作出了贡献。

23.《普济方》 为明代朱橚主持编纂，是我国古代最大的一部方书。该书除收录明以前各家方书以外，还收集其他方面的材料，如传记、杂志等，所以内容十分丰富。

24.《本草纲目》 是我国古代最伟大的药学著作，明代李时珍用了27年时间编成。书中收载药物1892种，附药图1000余幅，阐发药物的性味、主治、用药法则、产地、形态、采集、炮制、方剂配伍等；并按"物以类聚、目随纲举"的原则将药物依自然属性进行归纳，建立了古代先进的药物分类体系。本书有韩、日、英、法、德等多种文字的全译本或节译本，被国外学者誉为中国之百科全书。

25.《濒湖脉学》 为明代李时珍所著。全书用歌赋体形式，分《七言诀》和《四言诀》两部分。《七言诀》论述浮、沉、迟、数、滑、涩、虚、实等27脉的形状、主病及相似脉鉴别。《四言诀》系李时珍父亲李言闻根据宋代崔嘉彦所撰《脉诀》删补而成，综述脉理、脉法、五脏平脉、杂病脉象及真脏绝脉等。该书内容切合临床实际，易于记诵，流传甚广，为初学中医者学习脉法之阶梯。

26.《针灸大成》 为明代杨继洲所著。书中论述了经络、穴位、针灸手法和适应证等，介绍了应用针灸和药物综合治疗的经验，并且有针灸治疗成功和无效的病案。该书较系统地总结了明以前的针灸学成就，有较高的研究和应用价值，是一部在针灸界影响极大的著作。

27.《外科正宗》 为明代陈实功所著的一部中医外科专著，以"列症详，论治精"而著称。全书共四卷，系统总结了明以前的外科学术成就，阐述了120多种外科病证的证治，理法方药齐备；临证以脏腑、经络、气血为辨证纲领，内治以消、托、补为主，外治重视刀针、药蚀等法，尤其是正确处理内治法与外治法的关系，内外治并重。该书论病详尽，治法精当，论述结合陈氏多年的临证心得体会，理论与实践相结合，对外科临床实践有重要指导意义，为历代医家所推崇，乃疮科必读之书。

28.《景岳全书》 为明代张介宾所著。全书共24集，64卷，内容包括医论、诊断、本草、方剂、临床各科等。全书力矫金元以来丹溪寒凉攻伐之弊，以温补为特色。主张人的生气以阳为生，阳难得而易失，既失而难复，所以主张温补。其中阐发阴阳互根，强调命门水火，倡言"阳非有余，阴常不足"，善辨虚寒，擅用温补，并反对以苦寒为滋阴，对于纠正寒凉时弊起了很大作用。张介宾也被后世奉为温补学派的代表医家。

29.《温疫论》 为明代吴又可所著的中医温病学典籍。书中创立了"戾气"病因学说，强调温疫与伤寒完全不同，明确指出"夫温疫之为病，非风、非寒、非暑、非湿，乃天地间别有一种异气所感"；在诊疗体系中创立了疾病表里之间九种传变状态下的辨证论治思维模式，创制了达原饮等治疗温疫的有效方剂。该书对后世温病学的形成与发展产生了深远影响，是中医温病学发展史上具有划时代意义的标志性著作。

30.《傅青主女科》 系后人将傅山有关女科病证的论述与证治经验和其他医家论述辑录而成。主要论述了妇女经、带、胎、产诸疾八十症，列方八十三首，另附"产后编"。上卷列带下、血崩、鬼胎、调经、种子；下卷列妊娠、小产、难产、正产、产后，附产后编等。书中医论独有见地，通俗易懂，立法严谨而灵活，制方精良且不矜奇立异，疗效卓著而备受中医妇科医家尊崇，堪称妇科之经典。

31.《医方集解》 为清代医家汪昂所著。全书共三卷，搜集切合实用方剂 800 余首，分列 21 门，以《内经》理论学说为指导，以仲景学说为基础，融合数十医家之言，对所采集方剂予以诠释，每方论述包括适应证、药物组成、方义、服法及加减等。该书内容丰富，释义详明，流传甚广，是一部非常有影响的方剂专著。

32.《石室秘录》 为清代名医陈士铎所著。全书共分六卷，卷一至卷五上以治法为纲，依次列举了 128 种治法；卷五下记述五行、阴阳、脏腑、四时与疾病的关系等十七论及儿科疾病等；卷六设伤寒、中寒、中暑、水湿、热症、燥症、内伤共七门，每门中分别论述了各有关疾病的治法，此后又述血症、腹痛、喉痛等杂症治法十六条。该书是中医古籍中唯一一部以治法为主要内容和标目的著作。

33.《临证指南医案》 为清代名医叶天士著述，后由其门人华岫云等辑录整理而成的一部重要临床著作。全书共 10 卷，其中内科、外科及五官科病案共 8 卷，妇科病、儿科病医案各 1 卷，每病列医案若干则，后附门人等撰写论治一篇。其记述周详，内容丰富，征引广博，依据经典，辨证精当，立法准确，处方中肯，用药灵动，切合临床，集中反映了叶天士的学术思想和诊疗经验，对中医温热病学及内科、妇科、儿科等临床学科的发展产生过较大影响，具有很高的学术价值。是中医工作者进行教学、研究，特别是从事临床诊疗必读的中医古籍之一。

34.《医学心悟》 为清代程国彭所撰的综合性医书。全书共五卷，大致涵盖了中医理论和临床的大部分内容；所列各科病证先述病源、症状，次述诊断治疗，并附程氏自拟经验方；语言精练，分类清楚，论述

多偏执于苦寒，常损伤脾胃，克伐真阳，又形成了新的寒凉时弊。鉴于此，以薛己为先导的一些医家在继承东垣脾胃学说的基础上，进而探讨肾和命门病机，从阴阳水火不足的角度探讨脏腑虚损的病机与辨证治疗，建立了以温养补虚为临床特色的辨治虚损病证的系列方法，强调脾胃和肾命阳气对生命的主宰作用，在辨证论治方面立足于先后天，或侧重脾胃，或侧重肾命，而善用甘温之味，后世称之为温补学派。代表医家有薛己、孙一奎、赵献可、张介宾、李中梓等。

温补学派诸家发展了易水学派的脏腑病机学说，既重视调理脾胃以治疗内伤杂病的积极作用，又深入探讨了肾命学说，从真阴元阳两个方面阐明了人体阴阳平衡的调节机制及其重要意义。对于命门的部位及其生理作用，提出了不少学术见解，有力地推动了中医学理论的发展。

7. 温病学派　温病学派是明末以后在我国南方逐渐兴起的，以研究外感温热病为中心的一个学术派别。明清之际，温疫流行猖獗，尤以江浙一带为著，且该地区气候潲暑，热病盛行，客观上促使江浙诸医家对温热病进行研究，并由此逐渐形成一个学派。继明末清初吴有性著《温疫论》（1642）阐发疫病流行之特点、治疗之法当与《伤寒论》有所不同后，江浙地区又相继出现了一些相关的新理论与治疗方法。其共同特点是认为"温热病及瘟疫非伤寒"，故后人称其为"温病学派"。

二、地域性医学流派

1. 新安医学　新安医学是中国传统医学的重要组成部分。唐代以后，徽州文化开始昌盛，研究医学的人也逐渐出现。到明、清时代，名医辈出，出现了百家争鸣的大好形势。

新安医学从古至今，名医辈出，为中医学的发展做出了重要贡献，著名医家有北宋的张扩，南宋的张杲，元代的程汝清、王国瑞，明代的程充、汪机、吴正伦、吴崑、程阶、程衍道、江瓘、方有执、余午亭、孙一奎、汪宦、徐春圃、陈嘉谟、方广、丁瓒，清代的程正通、程林、程郊倩、汪昂、郑重光、程国彭、吴谦、郑梅涧、郑枢扶、汪文琦、许豫和、汪绂、吴师郎、程杏轩、许佐廷等人。其中汪机被誉为明代四大医家之一，吴谦被誉为清代四大医家之一。现代名医有王乐陶、李济仁、吴锦洪、王仲奇、程门雪等。新安医学主要著作有《医说》，宋代歙县人张杲撰，为新安医学的经典著作；《眼科宝籍》，明代著名医学家程玠（歙县人）著；《石山医案》，明代汪机（祁门县城人）著；《名医类案》（我国第一部总结历代医案的专著）及《本草蒙筌》《慎斋遗书》《古今医统大全》等。现代名著有《新安医学精华丛书》《新安医籍丛刊》《新安医学》《大医精要》《新安名医考》《新安医籍考》等。

汪机提出"调补气血，固本培元"的医学思想，开创了新安医学的"培元派"先河。方有执认为张仲景《伤寒论》垂世远久，当有错简，竭 20 余年之精力，寻求端绪，撰成《伤寒论条辨》，称为"错简派"之组。喉科名医郑梅涧父子用养阴清润之法，治疗白喉，开创了喉科医学史上的"养阴清润派"。徐春浦发起组织的"宅人医会"，是中国最早的医学学术团体。这些成就在新安医学乃至整个中医学的继承和发展中，都起了很大作用。

2. 岭南医学　岭南，五岭以南，古为百越之地，包括今广东、海南及广西大部和越南北部等地区。它位于祖国最南端，属热带亚热带气候，四季不甚分明，南濒海洋，北靠五岭，大庾岭、骑田岭、都庞岭、萌渚岭、越城岭五条山脉自然屏障，使之与中原内地阻隔，形成了独特的地理环境，不仅风土人情、习俗气候不同，人的体质、饮食习惯亦不尽相同。岭南医学就是在这样一种特殊的地理气候环境下，把中医药学的普遍原则与岭南地区医疗实践相结合，经过漫长的历史岁月逐渐形成起来的地域性医学。

岭南医学重视南方炎热多湿，地处卑下，植物繁茂，瘴疠虫蛇侵袭等环境因素，着眼于南方多发、特有疾病的防治，勇于吸取民间经验和医学新知，充分利用本地药材资源，逐渐形成了以研究岭南地区常见多发病种为主要对象的岭南医学。它既有传统医药学的共性，又有其地方医疗保健药物方式的特性。正是通过对这些特殊性的研究，才更有助于认识整个中医学术发展的全过程。

3. 吴中医学　苏州历代名医辈出，从周代至今，有记录的名医千余家，其学术成就独树一帜，形成了颇具特色的吴门医派。吴中医家以儒医、御医、世医居多，有较深的文字功底和编撰能力，善于著述、总结前人经验及个人行医心得。苏州是温病学派的发源地，清初叶天士《温热论》的问世，更确立了以苏州为中心的温病学派的学术地位。从而形成了"吴中多名医，吴医多著述，温病学说倡自吴医"的三大特点。这是吴医的精华所在，也是"吴中医学甲天下"的由来。吴门医派为苏州人民数千年来的繁荣昌盛作出了不可磨灭的贡献。

吴门医学在漫长的中医发展历程中，自然而然地形成了几大不同的医学流派。其中温病学派是吴门最具地方特色和科技优势的一大流派，从某种意义上讲是吴门医派的代表。此外，吴医在仲景学说的研究、杂病证治的探讨、苏派外科的卓著，以及妇科、儿科、针灸等等，都赋有强烈而鲜明的吴门医学流派特色。

4. 孟河医学 孟河中医是江苏医家一大流派。其形成可追溯至东汉三国时期，可谓为葛洪医药余绪。孟河地区历代名医辈出。宋代出了许叔微，著《普济本事方》，开医案类著作之先河。明代王肯堂著《六科准绳》以求"宗学术之规矩""求醇疵互辨"。至清代，孟河地区积集了一批学养很深的医界人物，为孟河医派的崛起奠定了坚实基础。明末清初，费尚有弃官从医，定居孟河，开始了孟河费氏的医学事业。略晚于费氏，法征麟、法公麟兄弟在孟河行医以治伤寒出名。乾隆年间，沙晓峰、沙达周，在孟河以外科名重当时。乾嘉年间，费士源以内科闻名。丁氏以儿科见长。马氏、巢氏也已有人业医。清道光、咸丰、同治年间，孟河名医云集，业务兴盛，经验成熟，学术思想逐渐形成，费尚有的六世孙费伯荣、费士源的孙子费兰泉、马家的马省三和马文植祖孙及文植堂兄弟辈马日初、巢家的巢沛山等，均名震数省。

5. 永嘉医学 自唐宋以来，由于全国经济、政治重心的南移，江浙地区就已出现人稠地狭的局面。在此背景下发展起来的永嘉学派，其根本是"经世致用"，不做空洞的玄学讨论，敢于从实际出发，不受空谈理论的束缚。永嘉学派的思想自成一体、颇具特色，在封建社会里具有很强的叛逆成分，然而却有着很强的务实主义精神，对后世产生了极大的影响。以事功观为核心的永嘉学派推动了永嘉医派的发展和鼎盛，它们和以创新、"敢为天下先"为核心的温州人精神有着紧密的关系。

陈无择是永嘉医派的开创者，奠定了医派的学术基础。与陈氏亦师亦友的卢祖常也是医派的重要成员，曾评价陈曰"先生轻财重人，笃志师古。穷理尽性，立论著方，其持脉也……"充分显示了陈无择是一位精研岐黄的大方家。陈氏之后的医学界，也非常重视永嘉医派，并评述陈氏的《三因极一病证方论》"每类有论有方……非他家俚鄙冗杂之比"，可谓技压群芳。永嘉医派的另一医者施发，精通脉法，注重辨别疾病的虚实寒热，因此对陈无择弟子之一王硕的著作颇有微词，批评王硕不问脉象，不讲究辨证的弊端；而同时又补充治法、方剂，完善了整个辨证论治的认识。这种客观冷静的学术争鸣完善了王硕所著《易简方》的内涵，促进了医学的发展和进步。

6. 钱塘医学　钱塘医派者，乃明末清初医学人才之总称，其以钱塘医家卢复、卢之颐、张卿子为开山祖，以张志聪、张锡驹为中坚人物，并有高士宗、仲学辂为衣钵传人；其后，陈修园等受钱塘医学思想影响尤甚。钱塘医派是我国历史上重要的地区医学流派。其有书院倡山堂，构建于浙江钱塘胥山（今杭州吴山）脚下，乃当时钱塘医家主要医学活动之场所。

钱塘医派医家们，同参共析，集注经典传四海，精通岐黄，善疗疑难济苍生，论医讲学，力学笃行传医道。时至今日，钱塘医派之经典医著为后学者所研习，钱塘医派之讲学理念为后学者所遵循，钱塘医派聚众论道之治学方法为世人所推崇。今人有云：学习中医当读经典、跟名师、多临床，读经集众崇古当效钱塘医派"前人咳唾概所勿袭，昼夜悟思岐黄精义"，跟师当仿钱塘医派"勤以日夜研求正道，颖悟变通共同参论"，临证诊病当循钱塘医派"救民疾苦医术为本，医者仁术真道为根"。

7. 盱江医学　盱江医学的形成有其特有的历史、文化与地域背景。盱江流域素有"才子之乡"之称，而且具有崇尚医学，尊重医生的风俗，医学被尊为"至高无上"的职业；同时，盱江流域因其源远流长的历史文化底蕴，自古以来一直享有"文化之邦"的美誉。旴江医学的发展有其必然因素：一是临川文化的熏陶，促进了医学文化的形成及发展；二是建昌帮的兴盛，良药成就了旴江医家的高超技术；三是尚德尊医的美德，极大地促进了有识之士投身医学事业，产生了许多有名医家及著作；四是政府的重视与发达印刷业的支持，使旴江医学更加强大繁荣。

专科是中医的重要特色之一，旴江医家中许多人具有杰出的专科特长，从而以专科著作驰名于中外。如陈自明的《妇人大全良方》是对后世妇产科发展具有深刻影响的著作；危亦林的《世医得效方》是一部不朽的骨伤科专著；龚居中著论述虚损痨瘵的专著《红炉点雪》，成为中国医学史上杰出的治瘵专家；席弘精于针灸学的研究，成为江西针灸流派的创始人。

8. 湖湘学派 湖南名医不可胜数。初有"尝味草木，宣药疗疾，救夭伤人命"的神农氏；汉代苏耽留下了"橘井泉香"的佳话；长沙马王堆汉墓出土古医书 14 种，医经、经方、房中、神仙四者毕具。唐宋以后，"不为良相，则为良医"者不乏其人，汇聚成浩瀚的湖湘医学，留下了宝贵的财富。如宋代有刘元宾，通阴阳医药、术数，著作有 13 种，20 余卷，尤精脉诊。元代有曾世荣著《活幼心书》20 卷，精研小儿之生理、病理、诊断、治疗、药物、方剂及预防。明代有郑元龙，可使"躄者弃杖，蛊者约带，羸者控拳"，来诊者，轮蹄争门；许希周著《药性粗评》，杂举诸药中性味相对者，属之以词，言其用途则缀成骈句以便记诵。清代有郑玉坛著《彤园医书》，阐发《伤寒论》"三纲鼎立"之说，倡言三阴病阴邪阳邪之论；杨尧章，善医而长于辨治瘟疫，有《瘟疫辨义全集》行世，为医学名家中之佼佼者；朱增集，集 30 年之经验，撰《疫证治例》5 卷，对疫病之传变、鉴别、治疗见解精辟；鲍相璈《验方新编》，荟萃宏富，各门俱备，且具简、便、廉、验之特点，广为流传；等等。

综观历代湖湘医家所著，医经、伤寒、金匮、温病、诊法、本草、方剂、针灸、内科、外科、妇科、儿科、眼科、喉科、医史、医案、医话、养生面面俱到，形成湖湘中医文化体系。

第二节　中医药老字号

　　老字号是指历史悠久，拥有世代传承的产品、技艺或服务，具有鲜明的中华民族传统文化背景和深厚的文化底蕴，取得社会广泛认同，形成良好信誉的品牌。历经数百年风雨的中医药老字号，在中医药行业保持着初心，是中医药人坚持下去的希望，更是国粹之光。坚持做好中医药传承，坚持守护一方百姓健康，是每一个中医药老字号祖辈相传的使命。

　　老字号为何能号称"老字号"？拥有怎样的品质能让他们经历朝代更替而历久不衰呢？当然是坚持以患者为先、疗效为先的良心，是优质的药品，是严谨而胸怀匠心精神的管理者，最重要的当属对中医药文化传承的那一份执着。中医药老字号承载的是数辈中医药人济世救人的精神。

同仁堂

　　【**创建时间**】1699 年（康熙八年）。

　　【**创建地点**】北京。

　　【**品牌概况**】康熙八年（1669）乐显扬始创同仁堂，位于西打磨厂，同仁堂的由来是乐显扬认为"同仁二字可以命堂名，吾喜其公而雅，需志之"。北京同仁堂是全国中药行业著名的老字号，属于我国国家非物质文化遗产。在 300 多年的风雨历程中，历代同仁堂人始终恪守"炮制虽繁必不敢省人工，品味虽贵必不敢减物力"的古训，树立"修合无人见，存心有天知"的自律意识，造就了制药过程中兢兢小心、精益求精的严细精神，其产品以"配方独特、选料上乘、工艺严格、疗效显著"而享誉海内外，已行销 40 多个国家和地区。其成功的原因在于保证药品质量，严把选料关，仁行天下。坚持质量第一、一切为了患者是同仁堂长盛不衰的最根本原因，坚守"弘扬中华医药文化，领导'绿色医药'潮流，提高人类生命与生活质量"的历史使命。

【品牌药品】安宫牛黄丸、牛黄清心丸、苏合香丸、大活络丹、参茸卫生丸、女金丸、再造丸、紫雪丹、虎骨酒、乌鸡白凤丸、安神健脑液、牛黄解毒片、活血通脉片、枣仁安神液、愈风宁心片、国公酒、骨刺消痛液等。

长春堂

【创建时间】1795 年（清朝乾隆年间）。

【创建地点】北京。

【品牌概况】长春堂由山东道士孙振兰（俗称孙老道）创建。清朝乾隆末年在前门外长巷头条有一家坐西朝东的小药铺，以经营人们喜欢的闻药为主，这就是长春堂的创始老店。孙老道以自制消暑闻药"避瘟散""无极丹"为主，在 20 世纪 30 年代的老北京曾经流传过"暑热天您别慌，快买暑药长春堂，抹进鼻孔通心腑，消暑祛火保安康"的顺口溜。时至今日，盛夏时节，到长春堂购买避瘟散的顾客仍旧络绎不绝。避瘟散具有祛暑清火的功能，芳香开窍，提神醒脑，祛邪气，药效迅速。

【品牌药品】避瘟散、无极丹。

鹤年堂

【创建时间】1405 年（明永乐三年）。

【创建地点】北京。

【品牌概况】鹤年堂由诗人、著名医学家和养生大家丁鹤年创建，也开创了以养生立店的先河。1999 年，原国内贸易部授予鹤年堂"中华老字号"称号。2005 年 12 月，国家有关部门宣布鹤年堂为"京城养生老字号，历史悠久第一家"并颁发了匾额和证书。在民间素有"丸散膏丹同仁堂，汤剂饮片鹤年堂"的美誉。经过数百年的传承和发展，鹤年堂养生理论和方法逐步丰富和完善，形成了食养、药膳、动调、中医诊疗于一体的中医药养生大家；已经挖掘整理108种药膳、138种药粥、36种药酒、82种药汤等，其中绝大部分来自宫廷秘方和民间验方，组合成益寿药膳、滋补肺阴药膳等不同系列产品。

【**品牌药品**】长生不老鹤年春酒、秘制鹤年四宝酒等。

白塔寺

【**创建时间**】1872年。

【**创建地点**】北京。

【**品牌概况**】白塔寺药店前身为旧北京的"琪卉堂"和"大和堂"。因地处阜成门内的妙应寺白塔而得其名，白塔寺药店是一栋古朴典雅又具有现代化建筑风格的五层大楼。素以历史悠久、药品齐全、饮片精纯、质量上乘、服务优良而誉满京城。进入20世纪80年代后，伴随着改革开放的脚步，白塔寺药店逐渐走向辉煌。经过改建以后的白塔寺药店，在保持名店经营特色和老字号优良传统的基础上，提出了"以药品质量为生命线，创建放心药店，重塑国有企业社会形象"的奋斗目标。白塔寺药店坚持以市场为导向，强调"信誉、特色与质量共存"。其企业使命是致力药业，护佑安康。

达仁堂

【**创建时间**】1914年。

【**创建地点**】天津。

【**品牌概况**】达仁堂是有着三百年历史的"乐家老铺"的正宗后裔。"乐家老铺"以其用药地道、炮制如法深得民间信仰，并于1723年承办御药，名声显赫。乐氏十二世乐达仁先生立志用他在西方国家学到的管理方法改造前店后厂的中药企业，创办了天津达仁堂。达仁堂继承了三百余年的"家传蜜制"制药经验和传统，始终恪守"只求药物真实，不惜重资，炮制之术必求其精"的宗旨，选料必求地道优质，炮制上更是精益求精，各种原料认真挑选，以净货投料，药粉研磨精细，细箩筛选，严格遵循先辈流传的传统工艺，一丝不苟。

【品牌产品】牛黄降压丸、生血丸、血脂宁、清宫寿桃丹等。

隆顺榕

【创建时间】1833年。

【创建地点】天津。

【品牌概况】隆顺榕药庄，创始人卞楚方，以藿香正气水闻名于世。是目前唯一保留下来的"卫"字号药庄，以"药材地道、诚信经营"而享誉津门，成为卫药之创始者。隆顺榕是名副其实的国药现代化的发祥地。几代人呕心沥血，百多年持之以恒，秉承隆顺榕"济世寿人、泽及四方"的传统，以慈悲为怀，以大爱为心，以振兴卫药为志，以促进人类健康为使命。中华人民共和国成立后，中国第一个中药片剂、中国第一个中药酊剂、中国第一个中药静脉注射针剂、中国第一个中药颗粒剂等等，都在隆顺榕诞生。

【品牌药品】紫龙金、金芪降糖片、癃清片、藿香正气水、降压避风片、精制银翘解毒片、女金片、六经头疼片、蒲地蓝消炎片、复方丹参片等。

世一堂

【创建时间】1827年（清道光七年）。

【创建地点】吉林。

【品牌概况】世一堂是一个见证历史沧桑的百年老字号，早在民国时期就与北京同仁堂齐名，在药界素有"里有同仁，外有世一"之美称。作为中华传统五大堂之北堂，早在1915年世一堂的药品就获得首届巴拿马博览会金奖，曾被原国内贸易部认证为"中华老字号"，也是黑龙江省唯一的国际注册商标。百年来，通过世一堂人不断的努力，秉承创始人李星臣老先生的祖训"配伍医方唯道地，炮制遵古乃精良"，做地道药材，做诚信企业，守合同、重承诺，守诚信、重服务，依靠质量、品牌、信誉，赢得了几代消费者的信任，历经百年锤炼，在中药行业真正树立起百年基业。

【品牌药品】六味地黄丸、丹佛胃尔康、冠心泰、牛黄降压片、金贝痰咳清等。

老天祥

【创建时间】1893年（清光绪九年）。

【创建地点】丹东。

【品牌概况】老天祥全名老天祥大药店，是丹东市最古老、最有影响的老商号，曾被誉为"众商之冠""药界之荣"。老天祥大药房继承发扬百年老店"货真价实、童叟无欺"的光荣传统，不断推陈出新，使"老树春深更着花"，在丹东"老天祥"拥有良好的口碑和信誉，可谓家喻户晓，老幼皆知。1994年老天祥大药房被国内商贸部认定为"中华老字号"。1998年，老天祥修缮一新，古色古香的门脸常常引来国外游客问诊、留影。2006年，老天祥获得全国首批"中华老字号"称号。

广誉远

【创建时间】1541年（明嘉靖二十年）。

【创建地点】山西。

【品牌概况】山西广誉远国药始创于明嘉靖二十年（1541），距今已有480年的历史，其间历经广盛号药店、广升聚、广升蔚、广升誉、广升远、山西中药厂、山西广誉远等十几个商号药厂更迭。其在清代曾与广州陈李济、北京同仁堂、杭州胡庆余堂并称为"四大药店"，现在是山西省中药企业典范，并在2006年成为首批被商务部认定的"中华老字号"企业。主导产品龟龄集和定坤丹现为国家级保密品种。龟龄集、定坤丹和安宫牛黄丸被国务院认定为国家级非物质文化遗产产品。

【品牌药品】龟龄集、定坤丹、安宫牛黄丸等。

藻露堂

【创建时间】1622年（明天启二年）。

【创建地点】西安。

【品牌概况】藻露堂原名"德润堂"，始建于明天启二年(1622)，至今已有近 400 年的历史，比创建于 1669 年的"同仁堂"还早了 47 年。藻露堂一直以"遵古炮制，童叟无欺"为经营理念，在妇科疾病、不孕不育症、男性病、疑难杂症及慢性病方面，恪守"修和虽无人见，存心自有天知"的行业理念。就连秦腔著名老艺人汤涤俗、阎振俗在《白先生看病》折子戏的唱词中也津津乐道："人丹宝丹无极丹，藻露堂的培坤丸"。被国内贸易部审定为"中国六大古药店"（北京同仁堂、天津达仁堂、广州敬修堂、西安藻露堂、杭州胡庆余堂、重庆桐君阁）之一。

张恒春

【创建时间】1800 年（清嘉庆五年）。

【创建地点】芜湖。

【品牌概况】张恒春药业始创于清嘉庆五年（1800），1991 年被国内贸易部授牌"中华老字号"，2014 年被评为"安徽老字号"，2015 年"张恒春中医药文化"被列入非物质文化遗产。"虔诚虽无人见，存心自有天知"是张恒春药业的企业理念和价值取向。

【品牌药品】逍遥丸、黄杨宁片、柏子养心丸、归脾丸、知柏地黄丸、杞菊地黄丸、三七片、恒制咳喘胶囊、复方丹参片、小柴胡颗粒、藿香正气丸、香砂养胃丸、保和丸等。

余良卿号

【创建时间】1855 年（清咸丰五年）。

【创建地点】安徽。

【品牌概况】余良卿号为安徽省著名的老字号中药企业，创始人为余性庭。历代余良卿人秉承"扶贫惜弱，诚信济世"的宗旨，产品畅销于国内外。被誉为安徽"三珍"之一的传统产品"鲫鱼膏药"（现名余良卿膏药）因其独特优良的疗效而有"神仙铁拐李赐药方"的传说在民间广为流传。

【品牌药品】麝香镇痛膏、活血止痛膏、接骨灵贴膏、康肤酊等。

雷允上

【创建时间】1734 年（清雍正十二年）。

【创建地点】苏州。

【品牌概况】雷允上由吴门名医雷大升弃儒从医后创建，1860 年自苏州迁至上海并逐步发展壮大，民国时期已成为全国首屈一指的中成药品牌。中华人民共和国成立后逐步合并转制为上海雷允上药业有限公司，继承了上海雷允上传承百年的制药精华和新中国成立以来上海中药制药业的衣钵。近三百年来，在"兼收并蓄、开放创新"的吴文化个性中成长起来的雷允上人，秉承了百年立业的"允执其信、上品为宗"的企业信条，弘扬吴门医派精神，选地道药材，遵古法炮制，博采众长，创制了一批组方精当、功效显著的名药。

【品牌药品】六神丸等。

童涵春堂

【创建时间】1783 年（清乾隆四十八年）。

【创建地点】上海。

【品牌概况】童涵春堂国药店始创于清乾隆四十八年 (1783)，其创始人为童善长 (1745—1817)。经过童氏几代人的艰苦创业，努力提高产品质量，不断拓展经营业务，加强内部管理，倡守优质服务，二百多年来长盛不衰，跻身于上海国药业四大户之一（蔡同德、胡庆余、童涵春、雷允上），并成为同行业的佼佼者。凭借一贯优质的产品和"悬壶济世、普救苍生"的服务理念，童涵春堂在国内外久负盛名。

【品牌药品】人参再造丸、制首乌、冬虫夏草等。

蔡同德堂

【创建时间】1882 年（清光绪八年）。

【创建地点】上海。

【品牌概况】上海蔡同德堂药号创始于清光绪八年（1882），由从汉口迁至上海行医卖药的宁波布商蔡嵋青创建，他借用《泰誓》"予（我）有臣三千惟一心，予（我）有乱臣（治乱的臣子）十人，同心同德"中的"同心同德"，冠以蔡氏姓，取店名为蔡同德堂。作为国内开业最早、规模最大的中华中药老字号商店，其最大的优势是全国唯此一家，无区域、地域之争。在历经世纪沧桑之变，在与西药、与同业的竞争中，撑起国药一席之地，铸就了沪上独一无二的老字号"蔡同德堂"品牌。其成功的基石来自独到的经营服务方式——著名的"小商品、小生意、小病问讯、小料加工"的"四小"便民服务特色。"崇德济世，弘古扬今，求真尚新，质优全齐""健康的源流，长寿的良友"的理念是如今蔡同德堂继承发扬传统的一种承诺。

【品牌药品】参茸银耳、丸散膏丹、胶露药酒饮、虎骨木瓜酒、洞天长春膏、大补膏等。

马应龙

【创建时间】1582 年（明万历十年）。

【创建地点】湖北。

【品牌概况】马应龙创立于明万历十年（1582），2006 年 9 月被商务部首批认定为"中华老字号"企业，2011 年马应龙八宝古方及眼药制作技艺被国务院认定为国家级非物质文化遗产。凭借从朴素的"以真夺人，以勤治店"的祖训到"以真修心，以勤修为"经营理念，经过持续快速健康发展，马应龙已成为一家涉足药品制造、药品研发、药品批发零售、连锁医院等多个领域的专业化、多功能、国际化的医药类上市公司

【品牌药品】马应龙麝香痔疮膏、马应龙麝香痔疮栓、复方甘草合剂等。

叶开泰

【创建时间】1637 年（明崇祯十年）。

【**创建地点**】汉口。

【**品牌概况**】叶开泰中药店在汉口已有300多年历史。早在20世纪30年代，汉口叶开泰就与北京同仁堂、杭州胡庆余、广州陈李济齐名，号称中国四大中药房。3个世纪以来，叶开泰制药始终恪守"虔诚修合，遵古炮制"的传统，其店堂里高悬两块金匾，一边写着"修合虽无人见"，另一边写着"存心自有天知"，时刻提醒要凭良心从业。

【**品牌药品**】参桂鹿茸丸、八宝光明散、虎骨追风酒等。

胡庆余堂

【**创建时间**】1874年（清同治十三年）。

【**创建时间**】杭州。

【**品牌概况**】被称为"江南药王"的胡庆余堂位于浙江省杭州市大井巷，系清末"红顶商人"胡雪岩于清同治十三年（1874）创建，是国内保存最完好的晚清工商型古建筑群，系徽派建筑风格之典范。1988年胡庆余堂被国务院定为全国重点文物保护单位。2002年胡庆余堂上榜"中国驰名商标"。2006年胡庆余堂中药文化入围首批"国家级非物质文化遗产名录"，国药号也被商务部认定为首批"中华老字号"。胡庆余堂国药号已成为全国最具历史风貌、最具人文特征、最具观赏价值的中华老字号，也是全国唯一一家双国宝单位。胡庆余堂国药号始终秉承"戒欺"祖训、"真不二价"的经营方针，已成为保护、继承、发展、传播中医药文化的重要场所，是杭州人文历史文化不可或缺的重要组成部分。

【**品牌药品**】胃复春片、庆余救心丸、障翳散、小儿泄泻停颗粒、金果饮咽喉片等。

福林堂

【**创建时间**】1857年（清咸丰七年）。

【**创建地点**】昆明。

【**品牌概况**】福林堂始创于清朝咸丰丁巳年（1857），距今已有160

余年的历史，是云南现存最古老的药店。其创办人李玉卿，经过四代人的苦心经营，从初开张时人称"簸箕堂"的一间小店铺，发展成为民国时期昆明最负盛名的中药店。药店效法三国董奉，为穷苦百姓治病不收诊费，只要求重病愈者在后堂植杏树三棵，轻者一棵，时间一久，遂成杏林，故药店取名"福林堂"，取自"杏树成林，福泽后代"之意。1994年福林堂被国内贸易部授予"中华老字号"的称号，2006年再次被商务部评为"中华老字号"。正是以其药材地道、品种齐全、选料认真、加工精细、疗效显著的特点，并凭借兼售药材和成药，且有医术高明、医德崇高的名医当堂坐诊，现时开方，就店抓药，一气呵成，极为方便，福林堂以极高声誉从同行中脱颖而出，成为昆明"药材业中之翘楚"。

【品牌药品】回生再造丸、益肾烧腰散、济世仙丹、黑锡丹等。

老拨云堂

【创建时间】1728 年（清雍正六年）。

【创建地点】昆明。

【品牌概况】老拨云堂由沈育柏创建，是一个有近 300 年历史的"中华老字号"制药企业。至今滇中民间流传着老拨云堂创始人沈育柏为扶危济世而广求良方，终遇大理鸡足山高僧，赐给神药"拨云锭"并秘授神方、神技及研药用神钵的传说。老拨云堂以弘扬传统中药文明为宗旨，开发云南天然药用资源为己任，立足"良药民造"，以"拨云"系列产品享誉中国。

德仁堂

【创建时间】20 世纪初。

【创建地点】成都。

【品牌概况】德仁堂是具有百年历史的老字号药店。20 世纪初，北京同仁堂的乐达仁先生在成都春熙路南段择址开业，因店招与成都同仁堂同名，改称为"达仁堂"。该店前店后坊，主营膏丹丸散等地道中药材及中药饮片，凭"货真价实、童叟无欺"的诚信服务，获得西南地区各界人士的广泛赞誉。1948 年，"达仁堂"更名为"德仁堂"，后继者谨遵店训，恪守"同修德仁、济世养生"的经营准则，并将这一准则贯穿至经营活动的每一个细节。历经百年，德仁堂药店已经从经营传统膏丹丸散的独家店铺发展成为规模宏大、资金雄厚、信誉卓著、网络广阔、门类齐全的现代多元化药业连锁企业。

桐君阁

【**创建时间**】1908 年（清光绪三十四年）。

【**创建地点**】重庆。

【**品牌概况**】桐君阁药厂创建于清光绪三十四年（1908），迄今已有百余年的悠久历史，享有"老牌桐君阁，精制中成药""北有同仁堂、南有桐君阁"之美誉。1996 年被国内贸易部授予"中华老字号"荣誉称号，"桐君阁"系国内著名商标。桐君阁现已从当初一个前店后厂作坊式的"桐君阁·熟药房"逐渐发展成为大型知名现代化医药企业。

宏济堂

【**创建时间**】1907 年。

【**创建地点**】济南。

【**品牌概况**】宏济堂始创于 1907 年，迄今已有一百余年历史，素以生产中成药而驰名中外。其发展历史虽几经波折，但一贯继承传统精湛工艺，坚持配方独特、选料上乘，"炮制虽繁必不敢省人工，品味虽贵必不敢减物力"的生产原则，得到社会和公众的普遍认可。多年来更是不断提高产品科技含量，建立了生产一代、储存一代、开发一代的产品结构体系。1995 年被国内贸易部评为"中华老字号"。

【**品牌药品**】前列欣胶囊、麝香心痛宁片、金鸣片、冠心苏合丸、石斛夜光丸、六味地黄丸、喉症丸、复方西羚解毒片、雏凤精、海龙蛤蚧口服液、婴儿安片、银翘解毒丸、小儿消食片、抗菌消炎片、熊胆救心丸、抗栓再造丸等。

推广适宜的中医药技术方法。

二、中医文化在国外传播现状

我国与"一带一路"沿线诸多国家拥有医药卫生合作的悠久历史和现实基础，随着来往贸易的发展，以及双方文化交流的频繁，有着华人文化印记的中医药文化漂洋过海，逐渐在海外扎根发展。

自 20 世纪 90 年代初伊始，国外便有很多学术机构邀请中国的中医师、针灸师前去参加各种学术交流，并在相关的医院或门诊开展诊疗。西方医学在漫长的发展进程中，不知不觉碰到了很多局限，他们也希望能从东方医学中寻找改变的契机。中医的治疗更强调的是一种社会 – 心理 – 生物模式，这符合现代人的心理诉求。

针灸已被世界卫生组织 (WHO) 和美国国家卫生总署 (NIH) 认为有效。其理论的主要方向是寻找患者体内能量失衡的所在地，治疗方法不是一般的把脉等，而是包括了插针与刺激、拔火罐、药膳、电针、穴位按摩、中药治疗、气功和推拿等。迄今全美已有几十所被针灸与东方医学鉴定委员会 (ACAOM) 认证的针灸医学院。

中医特别是针灸治疗对化学药物的排斥，与近年来人们对无毒副作用"绿色治疗"的追求不谋而合，人体如果长期使用化学药品，会产生耐药性的增加，西方医学界近年来对传统医学的认同感持续提升，而中医中药药食同源的特殊性正好顺应了这一趋势。

据不完全统计，仅在欧洲，目前就拥有中医师、针灸医师、草药医师 20 多万人，中医药通过各种正式或非正式渠道遍布欧洲各国，在欧洲的医疗保健领域发挥作用。针灸在欧洲很多国家都是可以报销的，有的纳入基本保险，有的纳入商业保险。而在澳大利亚，甚至有很多医生会在完成治疗之后，推荐患者去做针灸调理。

德国对古老的中医和针灸普遍持欢迎的态度，德国的针灸医生大多为高等医学院校毕业的医生，经过一定的西医实践后改为学习中医。据一份数据显示，在德国大约有 5 万名医生从事中医治疗，并且每年有将近 200 万名患者接受中医治疗。

针灸和中医渐渐被人重视，尤其在长期病痛的治疗上有相对的优势。据报道，如今美国慢性神经痛患者已经超过 5000 万，传统的外科手术及物理治疗效果有限，而且费用高。相反地，来自东方中医的针灸疗效在美国却被 44 个州及华盛顿特区所认可，费用也较低，是解决美国医疗难题的有效方法。

中医中药传入马来西亚自 14 世纪便有史籍可考，马来西亚中医、中药教育的发展呈阶段性特征。马来西亚政府已经通过《传统及辅助医药法令》，保障中医师的合法地位。马来西亚与中国中医院校联合办学，成绩显著，教学质量不断提高，也促进了在职教育。此外，马来西亚当地私立高等院校纷纷建立受政府承认的中医药专业科系，培养专门的中医药人才，推动着马来西亚中医药文化的传播和传承，也使更多的马来西亚民众享受优质的中医医疗。这也成为弘扬和继承中医药文化的现实途径和有效办法。

三、中医文化未来传播趋势

当前，我国进入全面建成小康社会决胜阶段，满足人民群众对简便验廉的中医药服务需求，迫切需要大力发展健康服务业，拓宽中医药服务领域。深化医药卫生体制改革，加快推进健康中国建设，迫切需要在构建中国特色基本医疗制度中发挥中医药独特作用。适应未来医学从疾病医学向健康医学转变、医学模式从生物医学向生物－心理－社会医学模式转变的发展趋势，迫切需要继承和发展中医药的绿色健康理念、天人合一的整体观念、辨证论治和综合施治的诊疗模式、运用自然的防治手段和全生命周期的健康服务。促进经济转型升级，培育新的经济增长动能，迫切需要加大对中医药的扶持力度，进一步激发中医药原创优势，促进中医药产业提质增效。传承和弘扬中华优秀传统文化，迫切需要进一步普及和宣传中医药文化知识。实施"走出去"战略，推进"一带一路"建设，迫切需要推动中医药海外创新发展。广大中医药行业工作者要正确认识形势，把握机遇，扎实推进中医药事业持续健康发展。

坚持中西医并重，从思想认识、法律地位、学术发展与实践运用上落实中医药与西医药的平等地位，充分遵循中医药自身发展规律，以推进继承创新为主题，以提高中医药发展水平为中心，以完善符合中医药特点的管理体制和政策机制为重点，以增进和维护人民群众健康为目标，拓展中医药服务领域，促进中西医结合，发挥中医药在促进卫生、经济、科技、文化和生态文明发展中的独特作用，统筹推进中医药事业振兴发展，为深化医药卫生体制改革、推进健康中国建设、全面建成小康社会和实现"两个一百年"奋斗目标作出贡献。

教育是传承文化最有效的方式，中医教育对于中医药文化传承的意义也是如此。只有推广和保持中医教育，中医药文化才能不断延续，向前发展。如果没有了教育的传承，没有后续的中医药人才接过前辈们的衣钵，那么中医药文化长河将会逐渐干涸，直至断流。

习近平总书记提出推动共建"一带一路"的擘画蓝图，融通古今，连接中外，承载着丝绸之路沿途国家发展繁荣的梦想，也为中医药文化传播指明了方向。中医药发展虽然经历了漫长而曲折的过程，但正逐渐走向制度化、规范化，中医药未来发展前景可观。

第二节　中医文化现代复兴

一、中医文化当前形势

习近平总书记曾说过："中医药学是中国古代科学的瑰宝，也是打开中华文明宝库的钥匙。当前，中医药振兴发展迎来天时、地利、人和的大好时机，希望广大中医药工作者增强民族自信，勇攀医学高峰，深入发掘中医药宝库中的精华，充分发挥中医药的独特优势，推进中医药现代化，推动中医药走向世界，切实把中医药这一祖先留给我们的宝贵财富继承好、发展好、利用好，在建设健康中国、实现中国梦的伟大征程中谱写新的篇章。"

为进一步继承和弘扬中医药，保障和促进中医药事业发展，满足人民群众中医药健康需求，在国家各委、各部门的共同努力下，党和政府制定了一系列发展中医药的相关政策措施，以增进人民健康福祉，保证人民享有安全、有效、方便的中医药服务。

通过健全中医药法律体系，推动颁布并实施中医药法，研究制定配套政策法规和部门规章，推动修订执业医师法、药品管理法和医疗机构管理条例、中药品种保护条例等法律法规，进一步完善中医类别执业医师、中医医疗机构分类和管理、中药审批管理、中医药传统知识保护等领域相关法律规定。

完善中医药标准体系。为保障中医药服务质量安全，实施中医药标准化工程，重点开展中医临床诊疗指南、技术操作规范和疗效评价标准的制定、推广与应用。系统开展中医治未病标准、药膳制作标准和中医药保健品标准等研究制定。健全完善中药质量标准体系，加强中药质量管理，重点强化中药炮制、中药鉴定、中药制剂、中药配方颗粒及道地药材的标准制定与质量管理。加大中医药政策扶持力度。落实政府对中医药事业的投入政策。改革中医药价格形成机制，合理确定中医医疗服务收费项目和价格，降低中成药虚高药价，破除以药补医机制。

加强中医药人才队伍建设。建立健全院校教育、毕业后教育、继续教育有机衔接及师承教育贯穿始终的中医药人才培养体系。重点培养中医重点学科、重点专科及中医药临床科研领军人才。加强全科医生人才、基层中医药人才及民族医药、中西医结合等各类专业技能人才培养。开展临床类别医师和乡村医生中医药知识与技能培训。建立中医药职业技能人员系列，合理设置中医药健康服务技能岗位。深化中医药教育改革，建立中医学专业认证制度，探索适应中医医师执业分类管理的人才培养模式，加强一批中医药重点学科建设，鼓励有条件的民族地区和高等院校开办民族医药专业，开展民族医药研究生教育，打造一批世界一流的中医药名校和学科。健全国医大师评选表彰制度，完善中医药人才评价机制。建立吸引、稳定基层中医药人才的保障和长效激励机制。

推进中医药信息化建设。按照健康医疗大数据应用工作部署，在健康中国云服务计划中加强中医药大数据应用。加强中医医院信息基础设施建设，完善中医医院信息系统。

二、中医文化传承实践

到 2030 年，中医药治理体系和治理能力现代化水平将显著提升，中医药服务领域实现全覆盖，中医药健康服务能力将显著增强，在治未病中的主导作用、在重大疾病治疗中的协同作用、在疾病康复中的核心作用将得到充分发挥；中医药科技水平显著提高，基本形成一支由百名国医大师、万名中医名师、百万中医师、千万职业技能人员组成的中医药人才队伍，我国在世界传统医药发展中的引领地位更加巩固，实现中医药继承创新发展、统筹协调发展、生态绿色发展、包容开放发展和人民共享发展，为健康中国建设奠定坚实基础。

进一步提高中医医疗服务水平，完善覆盖城乡的中医医疗服务网络。全面建成以中医类医院为主体、综合医院等其他类别医院中医药科室为骨干、基层医疗卫生机构为基础、中医门诊部和诊所为补充、覆盖城乡的中医医疗服务网络。提高中医药防病治病能力。实施中医临床优势培育工程，加强在区域内有影响力、科研实力强的省级或地市级中医医院能力建设。建立中医药参与突发公共事件应急网络和应急救治工作协调机制，提高中医药应急救治和重大传染病防治能力。持续实施基层中医药服务能力提升工程，提高县级中医医院和基层医疗卫生机构中医优势病种诊疗能力、中医药综合服务能力。建立慢性病中医药监测与信息管理制度，推动建立融入中医药内容的社区健康管理模式，开展高危人群中医药健康干预，提升基层中医药健康管理水平。大力发展中医非药物疗法，充分发挥其在常见病、多发病和慢性病防治中的独特作用。建立中医医院与基层医疗卫生机构、疾病预防控制机构分工合作的慢性病综合防治网络和工作机制，加快形成急慢分治的分级诊疗秩序。

促进中西医结合。运用现代科学技术，推进中西医资源整合、优势互补、协同创新。加强中西医结合创新研究平台建设，强化中西医临床协作，开展重大疑难疾病中西医联合攻关，形成独具特色的中西医结合诊疗方案，提高重大疑难疾病、急危重症的临床疗效。探索建立和完善国家重大疑难疾病中西医协作工作机制与模式，提升中西医结合服务能力。积极创造条件建设中西医结合医院。完善中西医结合人才培养政策措施，建立更加完善的西医学习中医制度，鼓励西医离职学习中医，加强高层次中西医结合人才培养。

促进民族医药发展。将民族医药发展纳入民族地区和民族自治地方经济社会发展规划，加强民族医医疗机构建设，支持有条件的民族自治地方举办民族医医院，鼓励民族地区各类医疗卫生机构设立民族医药科，鼓励社会力量举办民族医医院和诊所。放宽中医药服务准入。改革中医医疗执业人员资格准入、执业范围和执业管理制度，根据执业技能探索实行分类管理，对举办中医诊所的，将依法实施备案制管理。推动"互联网＋"中医医疗，大力发展中医远程医疗、移动医疗、智慧医疗等新型医疗服务模式。大力发展中医养生保健服务，加快中医养生保健服务体系建设。研究制定促进中医养生保健服务发展的政策措施，支持社会力量举办中医养生保健机构，实现集团化发展或连锁化经营。提升中医养生保健服务能力。鼓励中医医疗机构、养生保健机构走进机关、学校、企业、社区、乡村和家庭，推广普及中医养生保健知识和易于掌握的理疗、推拿等中医养生保健技术与方法。发展中医药健康养老服务。推动中医药与养老融合发展，促进中医医疗资源进入养老机构、社区和居民家庭。

扎实推进中医药继承，加强中医药理论方法继承。实施中医药传承工程，全面系统继承历代各家学术理论、流派及学说，全面系统继承当代名老中医药专家学术思想和临床诊疗经验，总结中医优势病种临床基本诊疗规律。将中医古籍文献的整理纳入国家中华典籍整理工程，开展中医古籍文献资源普查，抢救濒临失传的珍稀与珍贵古籍文献，推动中医古籍数字化，加强海外中医古籍影印和回归工作。

强化中医药师承教育。建立中医药师承教育培养体系，将师承教育全面融入院校教育、毕业后教育和继续教育。鼓励医疗机构发展师承教育，实现师承教育常态化和制度化。建立传统中医师管理制度。加强名老中医药专家传承工作室建设，吸引、鼓励名老中医药专家和长期服务基层的中医药专家通过师承模式培养多层次的中医药骨干人才。中医药教育应当遵循中医药人才成长规律，以中医药内容为主，体现中医药文化特色，注重中医药经典理论和中医药临床实践、现代教育方式和传统教育方式相结合。完善中医药学校教育体系，支持专门实施中医药教育的高等学校和其他教育机构的发展。中医药学校教育的培养目标、修业年限、教学形式、教学内容、教学评价及学术水平评价标准等，应当体现中医药学科特色，符合中医药学科发展规律。国家加强对中医医师和城乡基层中医药专业技术人员的培养和培训。国家发展中西医结合教育，培养高层次的中西医结合人才。县级以上地方人民政府中医药主管部门组织开展中医药继续教育，加强对医务人员，特别是城乡基层医务人员中医药基本知识和技能的培训。中医药专业技术人员应当按照规定参加继续教育，所在机构应当为其接受继续教育创造条件。

鼓励科研机构、高等学校、医疗机构和药品生产企业等，运用现代科学技术和传统中医药研究方法，开展中医药科学研究，加强中西医结合研究，促进中医药理论和技术方法的继承和创新。采取措施支持对中医药古籍文献、著名中医药专家的学术思想和诊疗经验及民间中医药技术方法的整理、研究和利用。鼓励组织和个人捐献有科学研究和临床应用价值的中医药文献、秘方、验方、诊疗方法和技术。建立和完善符合中医药特点的科学技术创新体系、评价体系和管理体制，推动中医药科学技术进步与创新。采取措施，加强对中医药基础理论和辨证论治方法，常见病、多发病、慢性病和重大疑难疾病、重大传染病的中医药防治，以及其他对中医药理论和实践发展有重大促进作用的项目的科学研究。

对具有重要学术价值的中医药理论和技术方法，省级以上人民政府中医药主管部门组织遴选本行政区域内的中医药学术传承项目和传承人，并为传承活动提供必要的条件。传承人应当开展传承活动，培养后继人才，收集整理并妥善保存相关的学术资料。属于非物质文化遗产代表性项目的，依照《中华人民共和国非物质文化遗产法》的有关规定开展传承活动。国家建立中医药传统知识保护数据库、保护名录和保护制度。中医药传统知识持有人对其持有的中医药传统知识享有传承使用的权利，对他人获取、利用其持有的中医药传统知识享有知情同意和利益分享等权利。对经依法认定属于国家秘密的传统中药处方组成和生产工艺实行特殊保护。县级以上人民政府加强中医药文化宣传，普及中医药知识，鼓励组织和个人创作中医药文化和科普作品。

加强中医药传统知识保护与技术挖掘。建立中医药传统知识保护数据库、保护名录和保护制度。加强中医临床诊疗技术、养生保健技术、康复技术筛选，完善中医医疗技术目录及技术操作规范。加强对传统制药、鉴定、炮制技术及老药工经验的继承应用。开展对中医药民间特色诊疗技术的调查、挖掘整理、研究评价及推广应用。加强对中医药百年老字号的保护。

三、中医文化发展前景

大力弘扬中医药文化，繁荣发展中医药文化。大力倡导"大医精诚"理念，强化职业道德建设，形成良好行业风尚。实施中医药健康文化素养提升工程，加强中医药文物设施保护和非物质文化遗产传承，推动更多非药物中医诊疗技术列入联合国教科文组织非物质文化遗产名录和国家级非物质文化遗产目录，使更多古代中医典籍进入世界记忆名录。推动中医药文化国际传播，展示中华文化独特魅力，提升我国文化软实力。

发展中医药文化产业。推动中医药与文化产业融合发展，探索将中医药文化纳入文化产业发展规划。创作一批承载中医药文化的创意产品和文化精品。促进中医药与广播影视、新闻出版、数字出版、动漫游戏、旅游餐饮、体育演艺等有效融合，发展新型文化产品和服务。培育一批知名品牌和企业，提升中医药与文化产业融合发展水平。

积极推动中医药海外发展，加强中医药对外交流合作。深化与各国政府和世界卫生组织、国际标准化组织等的交流与合作，积极参与国际规则、标准的研究与制订，营造有利于中医药海外发展的国际环境。实施中医药海外发展工程，推动中医药技术、药物、标准和服务走出去，促进国际社会广泛接受中医药。本着政府支持、民间运作、服务当地、互利共赢的原则，探索建设一批中医药海外中心。支持中医药机构全面参与全球中医药各领域合作与竞争，发挥中医药社会组织的作用。在国家援外医疗中进一步增加中医药服务内容。推进多层次的中医药国际教育交流合作，吸引更多的海外留学生来华接受学历教育、非学历教育、短期培训和临床实习，把中医药打造成中外人文交流、民心相通的亮丽名片。扩大中医药国际贸易，将中医药国际贸易纳入国家对外贸易发展总体战略，构建政策支持体系，突破海外制约中医药对外贸易发展的法律、政策障碍和技术壁垒，加强中医药知识产权国际保护，扩大中医药服务贸易国际市场准入。支持中医药机构参与"一带一路"建设，扩大中医药对外投资和贸易。为中医药服务贸易发展提供全方位公共资源保障。鼓励中医药机构到海外开办中医医院、连锁诊所和中医养生保健机构。

营造有利于中医药发展的良好社会氛围。综合运用广播电视、报刊等传统媒体和数字智能终端、移动终端等新型载体，大力弘扬中医药文化知识，宣传中医药在经济社会发展中的重要地位和作用。推动中医药进校园、进社区、进乡村、进家庭，将中医药基础知识纳入中小学传统文化、生理卫生课程，同时充分发挥社会组织作用，形成全社会"信中医、爱中医、用中医"的浓厚氛围和共同发展中医药的良好格局。

中医的春天即将来临，让我们拭目以待！

中　篇
中医文化之传世佳话

第七章　成语俗语与中医

第一节　成语故事

中医是中国传统文化的重要组成部分，几千年来，维系着中国人的健康体魄。成语也是汉语言文化的精髓，仅短短几个字就可以把复杂的意思表达得生动准确。许多常用的成语还与中医典故有关。

救死扶伤

救死扶伤指抢救快死的人，扶助受伤的人，后用来形容医务工作者的岗位职责和职业道德。出自西汉司马迁《报任安书》。

汉代的司马迁因李陵事件被汉武帝打入牢狱，处以腐刑。他的朋友任安来信，要他"慎于接物，推贤进士"，司马迁当时未给任安回信。后来，任安又因事下狱当斩，司马迁于是给朋友回信，叙述自己受刑后，怎样由"隐忍苟活"到决心完成《史记》的写作，以说明自己为什么不能"推贤进士"，作为对任安的回复。

在《报任安书》中，司马迁在回忆自己当时因何为李陵辩护时写道："李陵提步卒不满五千，深践戎马之地，足历王庭，垂饵虎口，横挑强胡，仰亿万之师，与单于连战十有余日，所杀过当。虏救死扶伤不给，旃裘之君长咸震怖，乃悉征其左、右贤王，举引弓之民，一国共攻而围之……"其中的"虏救死扶伤不给"是说，李陵虽深入虎穴，以寡敌众，但仍然杀伤大量敌人，使敌人无暇抢救死伤的将士。"救死扶伤"

的成语就是从这里来的。

起死回生

起死回生的原意为能把死人医活，形容把没有希望的事挽救过来。出自西汉司马迁《史记·扁鹊仓公列传》。

扁鹊，后世多认为是战国名医秦越人，因为他救活过不少将死之人，所以人们把他比作传说中黄帝时代的神医扁鹊（图7-1）。

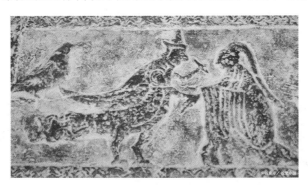

图7-1　扁鹊施针

有一次，扁鹊在虢国行医。一天上午，他带了两个弟子走过王宫，听说太子早上死了，便要求进宫查看。扁鹊俯耳在太子鼻子前听了一会儿，发现太子有时有极微弱的呼吸。摸了摸他的两腿，发现内侧还有余温；切脉，又发现脉内有轻微的跳动。于是他说："太子不是真死，而是得了严重的昏病，还有希望活过来。"说着，他叫一个徒弟准备铁针，在太子的头、胸、手、脚上扎了几针。不一会，太子果然回过气来。扁鹊又叫另一个徒弟在太子腋下两侧用药热敷。不一会，昏死的太子居然清醒过来。在旁的君王和臣下见此情景，都非常高兴，一再向扁鹊道谢。扁鹊对国君说："为了促进太子恢复健康，我再开张药方，让他连续服20天药，到时必见功效。"太子服了20天药后，果然完全恢复了健康。国君等再次向他道谢。扁鹊谦虚地说："并非是我能起死回生，而是太子并没有死去，该当活下去，所以我能医好他。"

这便有了"起死回生"这个成语。

讳疾忌医

讳，忌讳、避忌；忌，怕，畏惧。讳疾忌医原意为隐瞒自己的疾病怕被医生诊断出来，后泛指隐讳自己的错误和缺点，怕别人指出来。出自战国韩非《韩非子·喻老》。

春秋时的一天，蔡桓公在家里翻阅竹简。扁鹊进来见他，站着观察了一会儿，说："主上，您生病了。不过病还很轻，只在皮肤和肌肉之间，但要是不及时医治恐怕会加重。"蔡桓公很不耐烦地说："我身体好好的，一点病也没有。"过了10天，扁鹊又去见蔡桓公说："您的病已经深入肌肉了，如果还不医治，将会更加严重。"蔡桓公嘟哝着说："我身体好好的，哪来的病？"又过了10天，扁鹊特意来见蔡桓公，说："您的病已经深入到肠胃里去了，再不医治，病情将十分可怕。"这次蔡桓公更加气愤，瞪着扁鹊，嚷道："你胡说八道。"又过了10天，扁鹊看见蔡桓公后，转身就跑，蔡桓公感到奇怪，忙派人去问原因。扁鹊说："现在桓公的病已经深入骨髓，我已无能为力。当初病在皮肤和肌肉之间，用烫熨的办法就可以治好；后来病在肌肉里，用针灸的方法也可以治好；再后来病在肠胃里，服用药汤还可以治好；可是现在病在司命神所管的骨髓里，就再也没有办法了。"过了5天，蔡桓公全身疼痛，立刻派人去请扁鹊，而扁鹊已经逃到了秦国。不久，蔡桓公就死掉了。

这个故事告诉我们，虽然每个人都不喜欢被人说有病，但是医生说有病的话就应该注意点，及早发现及早治疗。

二竖为虐与病入膏肓

竖即竖子，意为孩子。二竖为虐是指两个孩子在肚里肆虐为患，形容病势严重，无法医治。古以心尖脂肪为膏，心脏与膈膜之间为肓，膏肓之间是药力不到之处。病入膏肓形容病情特别严重，无法医治；也比喻事态严重到不可挽回的地步。这两个成语出自春秋左丘明《左传·成公十年》。

春秋时，晋景公得了重病，派人到秦国去请名医来诊视。景公躺在病榻上，恍惚间梦见两个小孩，其中一个说："不好了，病人要请名医来了，咱们这回恐怕要倒霉，还是赶快逃了吧！"另一个小孩说："别慌，咱们躲入膏之下，肓之上，任他怎样的名医，用怎样的妙药，都奈何我们不得！"晋景公醒来，记起梦中的所见，很觉奇怪，心想：那两个小孩难道就是病魔吗？过一会儿，秦国的名医来了，诊断后，果然说："没有办法了。这病已经进入膏肓之间，药力达不到那里，治不了啦！"由于这个故事，产生了这两句成语。

"病入膏肓"这句成语，后来不仅用来形容疾病的严重难治，无药可医，有时还用来比喻坏思想、坏作风的习久难改。

另外，也往往把"二竖"作为疾病的代名词，把生病称做"二竖为虐"。

天人相应

天人相应指自然界和人互相感应，互为映照。天人相应的理论基础是"天人合一"。古代中国哲学、中医学等认为"天道"和"人道"是合一的。但从严格意义上说，"天人相应"与"天人合一"论是有区别的。"天人合一"是比较强烈的天命观，天帝意志可以随时体现在社会人事上；"天人相应"或"人与天地相参"则是人以适应自然界规律为主的一种自然天道观。

《吕氏春秋·有始》说："天地万物，一人之身也，此之谓大同。"又说："人与天地也……故人治身与天下者，必法天地也。"《荀子·性恶》也说："故善言古者，必有节于今；善言天者，必有征于人。"《大戴礼记》中也论述了"民与天地相参"的认识。在对天命观的否定过程中，形成了似为折中，实为本质性转变的"天人相应"论。这种"天人相应""人与天地相参"的观念，是一种认识论的方法论，即借助于对自然界、天地、阴阳、五行的规律认识来解释和指导人事。同样地，也用来认识人体自身与疾病及治疗。如《灵枢·邪客》曰："此人与天地相应者也。"其主要精神是揭示在预防疾病及诊治疾病时，应注意自然环境及阴阳、四时、气候等诸多因素对健康与疾病的关系及其影响。例如在辨证论治时，必须注意因时、因地、因人制宜等。所以中医理论的形成，深受此方法论的影响；中医理论之所以谓为自然哲学理论，其原因也在于此。取类比象的理论根据亦在此。天地大宇宙，人身小宇宙，中医理论在此找到自然生态与人体内环境的统一规律。

悬壶济世

悬壶济世是颂誉医家道者救人于病痛的一个成语。出自《后汉书·方术列传·费长房》。

某年夏天，河南一带闹瘟疫，死了许多人，无法医治。有一天，一个神奇的老人来到这里，他在一条巷子里开了一个小小中药店，门前挂了一个药葫芦，里面盛了药丸，专治这种瘟疫。这位"壶翁"身怀绝技，乐善好施，凡是有人来求医，老人就从药葫芦里摸出一粒药丸，让患者用温开水冲服。就这样，喝了这位"壶翁"药的人，一个一个都好了起来。时有汝南（今河南省平舆县）人费长房，见此老翁在人散后便跳入壶中，他觉得非常奇怪，于是就带了酒菜前去拜访，老翁便邀他同入壶中。费长房从此随其学道，"壶翁"尽授其"悬壶济世"之术（图7-2）。

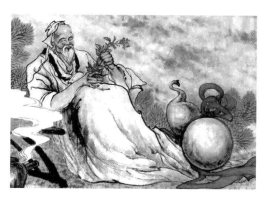

图 7-2　悬壶济世

虽然这个传说有些神话传奇色彩，但是他二人的医术令人赞佩，也正是因为这个故事的流传，后人将"行医"称为"悬壶"，医生或诊所的贺词也常常用到"悬壶济世"这个成语，而医馆悬挂的葫芦更成了中医的标志。

对症下药

对症下药的原意是根据病症来用药，后用来比喻要针对不同的情况，用不同的方法处理。出自西晋陈寿《三国志·魏书·华佗传》。

一天傍晚，华佗正忙着为病人们诊病开方，这时，大门外进来两个人：一个是府吏倪寻，一个是商人李延共。他们满脸通红，手抱着头，一步一呻吟地跨进门槛，浑身无力，瘫坐在长条椅上。华佗热情地走过去，问有什么病情？两人指着对方，异口同声说："我们俩都感到头痛身热。"华佗一言不发，分别给他们切脉后，说："倪寻先生应当服药通畅肠胃，延共先生应当服药使身体发汗。"两人感到奇怪，提醒说："医生，我们两人病情相同，服用的药怎么能不一样？"华佗笑道："倪寻身体外部无病，病因是内部伤食；延共内部无病，病因是外部受了风寒。你们两个虽然症状相同，但病因不同，因此药方也应该不同，这叫对症下药。"两人按照药方取了药，回家后服下，第二天就都痊愈了。

中医强调辨证治疗，病证虽一，但引起疾病的原因不同，故治疗方法也不一样。后来，人们常用"对症下药"这个成语比喻针对不同的情况，应采取不同的方法处理问题。

洞见症结

洞见症结是形容观察敏锐，能看到问题关键所在。出自西汉司马迁《史记·扁鹊仓公列传》。

战国时著名的医学家扁鹊年轻时，曾经做过一家客店的主管，有位叫长桑君的民间医生，常到他的客店里来投宿。扁鹊对他十分敬重，像对待长辈一样侍奉他，并常常向他请教医术。当时，无论是官方还是民间的医生，都非常保守，医术都是父子相传，决不外传。但长桑君没有成家，也没有子女，见扁鹊待人诚恳，又虚心好学，是个学医的人才，就有心培养他。于是扁鹊跟着长桑君学到了很多医学知识和医疗技术。

一天，长桑君对扁鹊说："我行医几十年，积累了很多治病有效的秘方偏方，还有很多医书，现在我年纪老了，不能让医术失传，所以想全部传授给你。希望你好好学习钻研，成为一位名医。不过，你千万不能向别人泄露。"扁鹊答应道："我一定牢记你的话，学好本领，成为一名好医生。"于是，长桑君把所藏的秘方和医书全部交给了扁鹊，接着，又从药囊中取出一包药物交给扁鹊说："你用草木上的露水拌和送服，连服30天后，就能练成一双慧眼，看到原来许多看不到的东西！"扁鹊接了，长桑君便飘然而去。

从此，扁鹊按长桑君所说，按方服药，连服30天后，他果然双目清明，竟能隔墙见人；他给别人诊病时，眼睛能看到病人腑脏上的各种病症，对症下药，药到病除。

三年之艾

三年之艾的原意是存放了三年的艾草，后用来比喻凡事必须早做准备。出自战国孟轲《孟子·离娄上》。

战国时期，诸侯大国为争霸天下，相互攻伐兼并，连年征战不休，社会动荡，百姓遭难。孟子针对这一社会现实，提出"行仁政"而"富民"的主张。

弟子请教孟子道："先生，夏桀和殷纣为何失去了天下？"孟子说："因为他们都施行暴政，对外兴兵，对内镇压，只贪图自己安乐，根本不顾百姓的死活，因而失去了老百姓的支持。老百姓一同起来反对他们，他们当然要垮台啦！"弟子又问："那么，如果一位君主施行仁政，顺应民众意愿治理国家，那他就能获得天下了吧？"孟子说："是这样的。商汤和周武王之所以获得天下，就因为他们都施行仁政，顺乎民心呀！现在也是这样，如果诸侯中有谁实行'富民、仁民、教民'的仁政，那么获得天下便指日可待了！可当今却没人这样做呀！这就像害病求药一样，一个人如果生病七年了，那么他只有用生长了三年的陈艾来医治才能见效。艾草陈放得越久，越干燥，药效才越好（图7-3）。如果平时不留意积蓄一些，待到病危时才临时去找一棵艾草医治，那已经不顶用了。仁德也是这样，

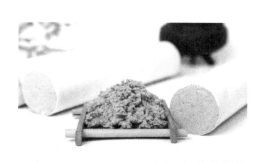

图7-3 艾条与艾绒

如果君主平常不留心培养自己的仁德，一旦社会矛盾尖锐紧张，恐怕就要遭受灭顶之灾了！"

三折其肱

肱，指手臂。三折其肱是指多次折断胳膊，在治疗过程中，就能逐渐变成一个好医生。比喻处事遭受挫折多，就会富有经验，而成为这方面的行家。出自春秋左丘明《左传·定公十三年》中"三折肱，知为良医"的故事。

晋国时，有范氏和中行氏两个阵营的人，准备起兵攻打晋定公。一时间，形势紧张，许多人认为晋定公这次非败不可，但一些有识之士认为战事成功和失败的关键，要看民众是否支持，假如不能取得民众的信任和支持，便将失败无疑。范氏和中行氏起兵攻打晋定公是一种反叛行为，民众肯定不会支持他们的。再说晋定公自己多次经历战争，屡战屡败，落到流居异国的田地，但正如经过三次折伤手臂的人，经医疗后获得痊愈，他已尝尽折臂的滋味；在几次三番的折臂和治疗的经历中，也已了解到折臂的原因和治疗的经过与方法，只要态度坚决，方法得当，再不会失败了。

上医医国

上医指高明的医生。医国指为国家除患祛弊。上医医国是指有很高才干的人能治理好国家。出自春秋左丘明《国语·晋语八》。

春秋时，晋平公病了，秦景公派一个医官前去治病。那个叫医和的医官认真诊断了晋平公的病情，出宫后，对晋国的大臣赵文子说："你们国君的疾病，是远离贤臣、迷恋女色引起的。因为他荒淫作乐，所以贤臣都没有了，老天爷也不会保佑他了。如果他活着不死，其他诸侯也都要反对他了。"赵文子很不高兴地说："我和晋国的两三个大臣，辅佐国君帮他当了诸侯的盟主，到现在已有 8 年了，国内没什么祸乱。你怎能说国君没有贤臣，老天爷也不保佑他呢？"医和说："你们不劝谏国君，听任他迷恋女色。等他患了病，又不自动退位，仍旧专权当政。晋国能当上 8 年盟主，已经够长了，哪里能够一直这样维持下去呢？"赵文子不服气："你这个医官难道还能给国家治病吗？"医和回答说："上医医国，差一等的为人治病。"赵文子问："那么，我们的国君还能活几年？"医和回答说："如果诸侯不反对晋国，你们的国君还能继续迷恋女色，这样，不过活 3 年；如果诸侯反对晋国，你们的国君不能再荒淫作乐，虽然身体不会立即垮掉，也不过活 10 年。"过了 10 年，晋平公果真死了。

尸居余气

尸居余气是指人的躯体虽在，只不过比尸体多一口气。出自唐代房玄龄等《晋书·宣帝纪》。

曹魏嘉平年间，大将曹爽掌握了全国的军权，骄奢无度，当时很多人向他规劝，他都不听，他所惧怕的只有太傅司马懿。因为他是大功臣，而且权势也极盛，皇帝也要让他三分。

那时河南尹李胜是曹爽的亲信僚属，他被调任荆州刺史时，知道曹爽最惧怕的人是司马懿，便借向司马懿辞行之机，侦察司马懿的行状。司马懿知道自己的存在是对曹爽的威胁，便特意装出生病的样子，叫两个婢女扶持着，衣服一半落在地上，用手指指口，表示口渴，婢女给他吃粥。他还装出没有气力接碗的样子，用嘴口就着婢女手上的碗喝，粥都流在衣服上了，非常狼狈。李胜说："你的身体怎么已衰弱到这个地步呢？"司马懿有气无力地说："我年老多病，就要死了，你现在去并州，并州地方接近胡人，你要好好地防备，我恐怕不能再和你见面了。至于我的儿子，请你好好地照顾他们。"李胜说："我是去荆州，不是去并州。"司马懿又故意胡言乱语一番。李胜回去报告曹爽说："司马懿尸居余气，形神已离，即将死了，不必忧虑他了。"曹爽终于放松了对司马懿的戒备，最终被司马懿所杀。

不久司马懿的儿子司马昭、孙子司马炎夺取了曹魏政权，建立了晋朝。

不可救药

药指治疗。不可救药是指疾病严重，无法用药救治，比喻人或事物坏到无法挽救的地步。出自春秋佚名《诗经·大雅·板》。

西周后期，奴隶主贵族日益腐朽，他们不断发动战争，加重了百姓的负担。周厉王即位后，政局更加动荡。

当时朝廷上有位老臣，名叫凡伯。他极力劝谏周厉王不要太暴虐，力修德政，挽救国家。可是周厉王哪里肯听，朝廷上的一些权臣都嘲笑凡伯，说他不识时务。凡伯气愤至极，挥笔写成一首长诗《板》，诗中有一节的大意是：老天正在行暴虐，不要这样来喜乐。老夫谆谆将你劝，小子骄傲意轻薄。说话非我老昏了，是你有意来戏谑。你的气焰如此盛，真是不可再救药。

果然不出凡伯所料，西周在公元前841年爆发了"国人暴动"，平民和奴隶手拿武器，打进王宫，周厉王仓皇而逃。

心腹之患

心腹之患是指体内致命的疾病，多用来比喻内部严重的隐患。出自春秋左丘明《左传·哀公十一年》。

春秋时代，吴越两国正在交战。有一次，越王勾践射伤了吴王阖闾。吴王将要死时，吩咐他的儿子夫差不要忘记这次的仇恨，夫差流着泪答应了。

吴王阖闾死后，夫差当了国王，在伍子胥、伯嚭的辅助下，天天练兵。过了两年，吴国出兵伐越，把越国打败了。越王勾践带了残兵躲避到会稽去，一面派大夫文种带了许多东西送给吴国太宰伯，请求讲和，情愿用臣子的礼节服侍吴国。伍子胥劝吴王应该乘胜消灭越国，免除后患；但吴王听了伯嚭的话，与越国讲和了。过了五年，齐国景公死了，因新立的国君昏庸懦弱，夫差便派兵去伐齐。伍子胥又向他说："越国的勾践很得百姓的拥护，将来一定是吴国的心腹之患。你不先去讨伐越国，却攻打齐国，不是大错而特错吗？"

事实证明，伍子胥的判断是正确的，后来越国果然打败了吴国。

生死存亡

生死存亡是指生存或者死亡的最后关头，形容情势危急。出自春秋左丘明《左传·定公十五年》。

春秋时候，有一年郑隐公朝见鲁国国君鲁定公。鲁定公举行隆重的仪式欢迎他。孔子的学生子贡名声很大，也被邀请参加盛典。欢迎仪式开始后，郑隐公手拿玉器，高高地举起来，仰着脸，态度很傲慢。鲁定公接受玉器的时候，低垂着头，双眼呆滞，无精打采。大家看到两位君王的神态都很惊讶。这时子贡说："诸侯相见要手执玉器，这是从周朝就开始施行的礼节。礼是生死存亡的主体，人的一举一动要符合礼的规定。今天两位诸侯的会见，都违背礼仪，郑隐公的行为是骄傲，他举的玉器太高；鲁定公的行为是衰颓，他接玉器的手放得过低。骄傲引起动乱，衰颓表示疾病，我看这两位国君大概都快要死了。眼下正是元月，在一年之初诸侯互相朝见，而又全不顾规定的礼仪，说明他们心中早已不存在礼了。相见不合于礼，哪里能够长久？鲁定公是主人，恐怕他要先死去的！"大夫们对于子贡的话觉得很新鲜，但又不敢相信，便纷纷走开了。

几个月以后，刚刚到夏天，鲁定公果真死了。因为鲁定公久病在身，身体衰弱，入夏以后病情加剧，就一命呜呼。

因噎废食

噎指食物堵住喉咙；废是停止的意思。因噎废食是指因为吃饭噎住了，干脆连饭都不吃了。比喻因小失大，怕做错事就索性不干。出自战国吕不韦《吕氏春秋·荡兵》。

某个节日之夜，有个财主大摆酒宴。席间，划拳行令，喧声如潮，食客满座，杯盘狼藉。突然，闹得最欢的一个老头，大汗淋漓，翻白眼，捂脖子，使劲咽唾沫。原来，他刚才急着说话，到嘴的一块牛肉没嚼烂就吞了下去，结果卡在喉咙里了。这时，全场的人纷纷围了过去，有的说快灌一杯冷水，有的说要再咽一块肉。有人用力扳开老头的嘴巴，拿起筷子就要往里夹取，有人则使劲捏着他的脖子往下刮……众人或七嘴八舌，或动手动脚，气得老头按捺不住，大吼一声："滚开！"随着喊声，那块牛肉跟着喷射出来。众人大笑着，正要回座继续吃喝，财主却高声说道："各位请回吧！那位仁兄的遭遇是我们的前车之鉴。老夫认为：要消灾免祸，酒肉不可吃，三餐不可有。本府从今以后，再也不许人吃饭。"说完，下令把厨房的坛坛罐罐全部打碎，柴米油盐一律放火烧掉。

此故事便形成了"因噎废食"的成语。

因势利导

因，指顺着；势，指趋势。因势利导是指顺应情势的发展，而加以引导。出自西汉司马迁《史记·孙子列传》。

孙膑是战国时期著名的军事家，开始与庞涓一同学习兵法，但庞涓学得不如孙膑好，因此很忌妒他。后来庞涓做了魏国的将军，用计把孙膑骗到魏国，剔除了孙膑的膝盖骨，让他从此无法上战场施展才能。可是孙膑被齐国使者秘密接到齐国，齐威王任命他为军师。

有一年，魏国与赵国联合进攻韩国，韩国派使者向齐国救援。齐王派田忌为将军，领兵救援韩国。魏军大将正是庞涓，他听说齐国出兵援韩，便迅速地把魏军撤回。田忌问军师孙膑应该怎样进攻，孙膑说："魏军一向以悍勇自吹，轻视齐国，以为齐兵怯懦。善于作战的人都是因势利导，消灭敌人，我们可以派齐军进入魏国境内，第一天留下10万军士做饭的灶坑，第二天减少一半，第三天只留下3万军士做饭用的灶坑，让魏军误以为我们的军队一天比一天少，先让他们轻敌，再设法攻击他……"庞涓得知齐军行军造饭的灶坑一天比一天减少时，乐得拍手大笑："我素知齐军胆小，进入我国境内三天，齐军已经逃跑了一半！"庞涓丢下步兵，只领一支精锐部队日夜兼程追赶齐军。孙膑判断魏兵将在晚上到达地势险要的马陵这个地方。那里两旁是陡壁，中间一条窄路。孙膑命令齐军埋伏在两侧山沟里，又叫人砍倒一棵大树，剥掉树皮，在树干上写下几个大字：庞涓死于此树下。庞涓的兵马夜里赶到马陵，他发现路上的大树干上有字，便命令卫卒点火照看。这时埋伏在两旁的齐军弓箭手见到火光就一齐拉弓放箭，魏兵顷刻大乱，死伤无数。庞涓自知智穷兵败，拔剑自刎了。从此，孙膑声名显赫，他的兵法也传布开了。

早在《内经》里中医就有"因其轻而扬之，因其重而减之，因其衰而彰之""其高者，因而越之；其下者，引而竭之"等治疗法则。这里的"轻""重""衰""高""下"等都是指疾病的"势"，根据各种不同的情况采取相应的治疗措施，也是"因势利导"的体现。

回光返照

回光指日落时由于阳光的反射作用，而使天空出现短时的明亮。回光返照是比喻人临死前的突然精神振奋。出处自清代曹雪芹《红楼梦》。

贾宝玉自从丢了佩在身上的"通灵宝玉"后，失魂落魄。贾母和王夫人决定让宝玉成亲"冲喜"，并把他们认为最合适的薛宝钗娶过门来，从而成为"金玉良缘"。其实，宝玉爱的是黛玉而不是宝钗。为了蒙蔽他，凤姐出了个主意，对宝玉说娶的是林妹妹，并严令阖府上下不准走漏风声。不料，黛玉从一位名叫傻大姐的丫头那里得知宝玉将娶宝姑娘，顿时一阵难受，不久口吐鲜血，就此病倒，并且病情越来越严重。就在这天夜里，离黛玉居住的潇湘馆很远的一处院落中，宝玉正在那里同宝钗拜堂成亲。进入洞房后，宝玉按捺不住兴奋的心情，上前揭了宝钗的盖头，一看是宝钗，以为自己在做梦，第二天，他旧病复发，连饮食也不能进了。

宝玉成亲那天，黛玉已经昏厥过去，只是心头口中一丝微气不断。到了晚间，她又缓了过来，微微睁开眼，似乎是要喝汤水。这时，贾府大奶奶李纨见她略微缓了过来，心里明白是已到了回光返照的时候，料她还能活半天，便先去料理一回事情。一会儿，黛玉抓住丫头紫鹃的手，使着劲说："我是不中用的人了！你服侍我几年，我原指望咱们两个总在一处，不想我……"她说着，又喘了一会儿，闭了眼歇着。半天又说："妹妹，我这里并没有亲人，我的身子是干净的，你好歹叫他们送我回去！"说到这里，又闭上眼不言语了。那手却渐渐紧了，喘成一处，只是出气多，入气少了。大家赶紧端水来给她擦洗。刚擦着，猛听黛玉直声叫道："宝玉！宝玉！你好……"说到"好"字，便浑身冷汗，不作声了。那汗愈出，身子便渐渐地冷了。

安然无恙

恙指疾病，也借指灾祸。安然无恙是形容平安无事，没有受到损害。出自西汉刘向《战国策·齐策四》。

战国时候，有一次齐国国王派遣使者去访问赵国。使臣拜见赵威后，拿出齐王的亲笔信恭恭敬敬地递给她。可是赵威后连信也没有展开，就笑呵呵地问使臣说："你们齐国的年成好吗？粮食够吃吗？老百姓好吗？过得快活吗？国王陛下身体也好吗？心情畅快吗？"这段话在《战国策·齐策四》中记载的原文是："威后问使者曰：'岁亦无恙耶？民亦无恙耶？王亦无恙耶？'"齐国使臣听了很不高兴，冷冷地质问赵威后说："您连齐王的信还没看一眼，就问年成、百姓，最后才问候我们的国王，这岂不是先贱后贵、本末颠倒吗？"赵威后微笑着解释道："不是这个意思。一个国家如果年成不好，没有足够的粮食吃，能有百姓的好日子过吗？如果没有了老百姓，又哪来的国王呢？所以我才这样问，这不是本末颠倒。如果我先问候国王，那才是舍本逐末呢！"齐国使臣觉得她讲得也有道理，就佩服地点了点头。

成语"安然无恙"便是从这个故事中概括出来的。

衣不解带

带指腰带。衣不解带是形容不脱衣服睡觉。出自唐代房玄龄等《晋书·殷仲堪传》。

殷仲堪是晋代陈郡人，出身于官宦人家。他自幼聪颖好学，对《道德经》一书倒背如流。他家中的人说，殷仲堪只要三天不读《道德经》，便会觉得口舌僵硬，不能自如。此事作为奇闻流传各地。

镇守京口的大将军谢玄十分器重殷仲堪，请他做官，被拒绝了。在给谢玄的信中，殷仲堪情真意切地诉说了战争给百姓带来的骨肉离散之痛，希冀上面能以仁义来遍布天下。只有"边界无贪小利，强弱不得相凌"，才能不愁"黄河之不济，函谷之不开"。谢玄阅后十分感动，越发敬重他，并采纳了他的谏言，殷仲堪终于答应担任晋陵太守的职务。

上任以后，殷仲堪严令整饬当地风气，因此，晋陵尊老爱幼蔚然成风，并以礼义之乡著称。过了一段时间，殷仲堪的父亲得了一种怪病：一点点细微的声音都被他听成牛斗般的巨响，身体渐渐衰弱，以致一病不起，四处求医无效。殷仲堪万分焦急，于是决定亲自攻习医学，夜以继日地研究其精妙。为治疗父亲的病，几年来他衣不解带，伺候父亲吃药，他常常一面拿着药一面流眼泪，甚至他的一只眼睛都因此失明了。殷仲堪的孝名也因此传扬天下。殷仲堪的父亲死后，孝武帝召他为太子中庶子。

丧心病狂

丧心病狂是形容丧失理智，行为悖谬，像得了疯病一样。出自元代脱脱编撰的《宋史·范如圭传》。

秦桧是南宋投降派的代表人物。绍兴年间两任宰相，前后执政19年，主张投降，为高宗所宠信。有一次，金国的使者来到南宋京城，会谈议和的条件。使者倚仗金国在军事上的优势，出言荒谬，态度傲慢，向南宋政权提出许多无理的要求，遭到朝野主战派官员的强烈反对。校书郎兼史馆校勘范如圭更是悲愤欲绝。他和秘书省的十几个同僚一起，痛骂金国使者，怒斥投降派卑鄙无耻。他们写了一份慷慨激昂的奏章，准备上书宋高宗，反对屈辱求和。但是，奏章写好之后需要签名的时候，人们害怕秦桧等人的淫威，担心遭到投降派的打击报复，于是纷纷打起退堂鼓来。范如圭见这些人胆小怕事，又气又恨，于是他独自一人写了一封信给秦桧，痛斥他丧权辱国、卖国求荣的罪行。信中指责秦桧说："你秦桧如果不是丧失理智，言行荒谬，像发了狂一样，怎么能够干出这种卑鄙可耻的事情呢？你必定遗臭万年，被子孙后世所唾骂（原文：

'公不丧心病狂，奈何为此？必遗臭万世矣'）！"

河鱼腹疾

因鱼的腐烂自鱼腹开始，河鱼腹疾借指腹泻。出自春秋左丘明《左传·宣公十二年》。

春秋时，楚国攻打宋国萧邑，萧邑的人就设法囚禁了楚国的公子丙等大臣，胁迫楚国退兵。楚王将军队后撤。不料，萧邑的人仍把楚国的两个大臣杀掉了，楚王大怒，回师把萧邑包围得铁桶一样。在这种情况下攻下萧邑是早晚的事。

萧邑有一个大夫叫还无社的，和楚大夫申叔展有交情，这时就偷偷央求申叔展救他。

申叔展问他："你有麦曲吗？"答："没有。"

又问："你有山鞠穷吗？"又答："没有。"

申叔展说："没有这些药，要是像河鱼那样肚子里生了病怎么办？"

原来申叔展是想让还无社借水逃走，军中不好明说，就这样问他。还无社领悟申叔展说的话是在暗示他逃命，也就隐晦地说："等鱼游到枯井洞时再来救他们。"

申叔展进一步暗示道："你要结茅草作记号，对着井哭就可以了。"

第二天，萧邑就被攻下了。还无社在申叔展的指点下，躲在枯井里，逃过了这一劫。

高枕无忧

高枕无忧是指垫高枕头睡大觉。比喻身心安逸，无所忧虑。出自西汉刘向《战国策·魏策》。

春秋时代，有一个名叫冯谖的人，在齐国相国孟尝君门下做食客。有一次孟尝君派他到薛地去讨债，他到达薛地后，不仅不讨债，反而把借契全烧掉了，并在薛地设宴招待欠债之人，以此说明孟尝君是很好的主人，他不在乎这些钱，所以借钱给大家，主要是帮助大家能过好的生活，所以没钱的人就不需还钱。这样，薛地的人民大为高兴，对孟尝君非常感激。

后来孟尝君被齐王解除相国的官职，前往薛地闲居，受到薛地人民热烈的欢迎。这时冯谖对孟尝君说："狡兔三窟，只能免除一死。现在你才有一窟，还不能把枕头垫得高高的睡觉，我再替你筑两窟。"于是他去游说梁惠王，说是若能请到孟尝君治理国事，定能国富兵强。梁惠王被说动了，便用重金去请孟尝君，请了三次，冯谖都叫他不要去。这事给齐王知道了，怕孟尝君为梁国所用，急忙用更隆重的礼节再请他做相国。冯谖又劝孟尝君向齐王请求赐给先王传下的祭器，放在薛地，建立宗庙，以保证薛地的安全。当宗庙建成时，冯谖对孟尝君说："现在三个窟已经建成，你可以'高枕为乐'了。"

"高枕为乐"后来演化为"高枕无忧"的成语。另外，这个故事中的"狡兔三窟"后来也变为了成语。

激浊扬清

激浊扬清是指冲去污水，使清水涌流。比喻清除坏的，发扬好的。出自唐代房玄龄等《晋书·牵秀传》。

西晋时，有个名叫牵秀的文人，有些才气，得到皇帝的赏识，被封为皇帝的侍从官。牵秀曾经大言不惭地对别人说："如果我当宰相，负起督察百官的职责，一定能惩恶奖善，激浊扬清；如果担任军队的统帅，一定能打败任何敌人，建立不朽的功勋。"然而事实并非如此。公元291年，牵秀担任尚书的要职时，西晋皇族之间因晋惠帝司马衷是个低能儿而发生争夺皇位的"八王之乱"，牵秀非但没能稳定朝政，反而跟诸王勾结，为虎作伥。他曾先为长沙王效力，长沙王被杀后，他又投靠成都王司马颖。后来，河间王把持朝政后，他又投靠了河间王，当上了平北将军。河间王被东海王司马越战败后，牵秀也被司马越的部属杀死。但他所说"激浊扬清"的话，却作为成语流传下来。

中医常用这个成语表示扶正祛邪的治法。

薏苡明珠

薏苡是一年生草本，叶狭长，实椭圆，仁白色，可供食用及药用，是临床常用的中药材。薏苡明珠是指把薏苡仁当作明珠，含有扩大事实、损害别人的用意。出自南朝宋范晔《后汉书·马援传》。

马援是扶风郡茂陵县人。初时他在隗嚣手下，后归附汉朝，为汉朝光武帝起初立下不少战功。可是光武帝起先因为他背弃了旧主，有点看不起他。

建武二十四年，武威将军刘尚出兵讨伐武陵的土著部落失败了。这时马援已 62 岁，便又自告奋勇愿意出征。可是在行军途中，由于天气酷热，士兵染病而死的日见众多，马援自己也病得很重。有人把军队失利的消息报告了光武帝，皇帝即派梁松兼程驰赴前线指责马援，并监督马援的军事。等梁松到了马援军前，马援已经病死。梁松以前与马援有仇恨，便捏造了些诬蔑的话，激怒了光武帝，竟然追夺了马援的侯爵。

当初马援在交趾，常吃薏仁米，因为这是一种可供药用的食品，他回来的时候装了一大车，有些人却怀疑那是南方得来的珠宝，但是马援生前并没有人敢说三道四，现在马援死了，就纷纷上书说他所载回来的都是珠宝，光武帝更加愤怒。马援家属非常惶恐，几乎不敢举行葬礼。后来，事情终于弄明白了，就留下了成语"薏苡明珠"。

第二节 俗语故事

俗语民谚是民间生活智慧的结晶，也是中华文化精髓的传承载体，其中有不少俗语谚语反映了中医药文化在养生保健方面的经验与智慧。

一、饭后百步走，活到九十九

"饭后百步走，活到九十九。"这句养生俗语用最直白的话来理解，它想说的就是，每日在餐后固定时间和长度的散步，是一件有益身体健康的事情。

饭后散步可以促进消化，有助于控制血糖，加速胃内容物的排空。有研究表明，每日三餐之后散步十分钟，可以显著改善糖尿病患者的血糖控制水平。而且，这种方式要比每天单次 30 分钟的散步效果更好。

饭后散步虽然是好事，但也需要注意技巧。进餐完毕后可在原地休息 10 ～ 15 分钟，之后再起身开始散步。并以自己正常的步速行走即可。

不同的人群，餐后散步的方式也理应区别对待。如对患有冠心病、高血压、脑动脉硬化及进行过胃部手术的患者来说，饭后的活动量就应注意。此外，在不同的季节，也要注意餐后散步的形式。冬季气温低，就餐环境的室内外温差较大时，就不应在冷风刺激下散步；而在夏季，就餐后通常出汗较多，也不应贸然在炎热的环境里散步，以免导致出汗过多甚至中暑。

"饭后百步走"虽然好，能否"活到九十九"，却是一件没人打包票的事。影响每个人寿命的因素众多，比如人际关系、性格特征、职业影响、生活习惯等，饭后百步走只能算是生活习惯里的一个很小的方面。

二、早睡早起身体好

"早睡早起身体好"是大家广泛认可的养生常识，早睡早起顺应了自然界的昼夜规律，也就是日出而作，日落而息。当然早睡早起身体好，也强调了规律的生活作息对身体健康的重要性，尽量不要熬夜，也不要懒床。

从中医理论出发，长期坚持早睡早起其实并不是绝对正确的养生方法，这也是大部分人存在的误区。根据一年四季的不同，我们睡眠的长短也应各有不同，顺应自然的变化才能达到养生、防病的目的。

《灵枢·本神》曰："故智者之养生也，必顺四时而适寒暑。"从中医天人相应的养生观点来讲，人体的生理功能与大自然一年四季"春温、夏热、秋凉、冬寒"的阴阳消长变化规律是相应的，人一定要顺应"春生、夏长、秋收、冬藏"的规律，春夏以养阳，秋冬以养阴。

春季应晚睡早起。春天阳气生发、万物萌生，重在促进阳气振奋。《内经》讲："夜卧早起，广步于庭。"我们可以稍微晚一点睡觉，再早一点起床，保证一定的活动时间，让身体活络起来。

夏季应晚睡早起。夏季多阳光，不要厌恶日长天热，《内经》讲："夜卧早起，无厌于日。"我们应与白昼时间同步，可以晚些睡，早早起床接受阳光和晨起清新的空气，要适当活动，以适应夏季的"阳长"之气，使得体内的阳气得以宣发于外。

秋季应早睡早起。秋天气候转凉，阳气由疏泄转向收敛。《内经》讲："早卧早起，与鸡俱兴。"我们要早些睡觉，以顺应阴精的收藏，同时早一点起床，以顺应阳气的舒张。

冬季应早睡晚起。冬天气候寒冷，重在封藏。《内经》讲："早卧晚起，必待日光。"冬季要保证足够的睡眠，早点睡，晚点起，等太阳出来了再起来，以免扰动阳气，有利于精气的封藏，但也并非赖床不起。

一味推崇"早睡早起"的养生观并不准确，保持规律的起居作息有利于身体健康，但还应根据四季气候的变化规律而适当调整我们的生活规律，睡眠时间也应随之调节，以顺应自然，从而保持健康。

三、笑一笑，十年少；愁一愁，白了头

"笑一笑，十年少；愁一愁，白了头。"这是一句很经典的谚语。"笑一笑，十年少"的意思是保持乐观的心态，人活得更长久。笑一笑，无论遇到任何事情都笑着面对，是需要保持很好的心态，能一直保持良好心态的人，才算真正身心健康，故心态也年轻。"愁一愁，白了头"的意思是如果遇事悲观、愁苦，会带来消极情绪，没有良好的精神状态，看着也是面容憔悴。

性格爽朗的人学会为自己寻找快乐，他的乐观开朗的性格能使人体脏腑气血处于平衡状态，因而健康长寿；性格忧郁的人不会为自己营造愉悦的心情，不良的情绪还会影响我们的气血运行，甚至损害脏腑功能，导致疾病的发生。

因此，人生在世，放平心态，快乐生活，会使人感觉越活越年轻。

如整天忧心忡忡，消极对待生活世事，则会加速衰老。我们应该寻找积极的人生态度，让自己的身心更健康。

四、冬不坐石，夏不坐木

"冬不坐石"是因为石头具有聚温性及传导性。冬季十分寒冷，属阴邪，对人体有害。中医学认为，冬季养生应以敛阴护阳为主，如果久坐石凳，寒凉侵入人体，会导致脏腑代谢失调，尤其容易伤及肾阳。

"夏不坐木"是因为夏天气温高，湿度大，久坐露天的木质椅凳，由于露打雨淋，含水分较多，虽然表面上看是干燥的，但经太阳一晒，便会向外散发湿气，中医学认为"湿为阴邪，易阻遏气机"，如果坐久了，湿气会诱发皮肤病、风湿和关节炎等。

五、冬令进补，三春打虎

中医学认为，冬季寒气当令，人体受外界寒气影响，人体的阴气也相应增加，伤及人体的阳气。此时人体为抵抗寒气，需要储存更多的能量和营养物质（图7-4）。因此，冬季到来之际，营养物质在体内最容易吸收和储存。

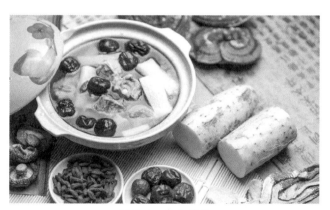

图7-4　冬令进补

我国民间历来有冬令进补的习俗。冬令进补对体虚者的益处可以用中医学理论来解释：补药、补品一般属温性的较多，适用于温度较低的冬季；冬季有封藏的特性，滋腻厚味、营养食品在冬季更易为人体所消化吸收，转化为对抗寒冷的正气。客观上，人体为适应冬季寒冷的气候环境，需要增加营养和热量。同时，进补也是人们抗衰老和延年益寿的需要。

六、若要不失眠，煮粥加白莲

莲子具有很高的食疗和药用价值，为滋补健脾之品（图7-5）。早在现存最早的中药学著作《神农本草经》中就有莲子能"补中养神，益气力，除百疾，久服轻身耐老，不饥延年"的记载，并将其列入上品篇，名为"水芝丹"。

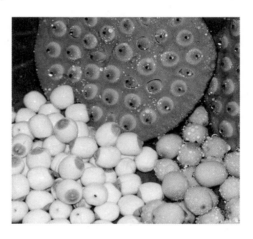

图 7-5　莲子

莲子含有生物碱及丰富的钙、磷、铁等矿物质和维生素，可补养脾气。现代药理研究证实，莲子具有镇静安神、补中益气、养心益肾、健脾养胃、润脏清腑、聪耳明目、涩肠止泻、延缓衰老等多种功效，可用于体质虚弱或病后产后的脾胃虚弱。晚餐一碗莲子粥，可宁心安神，促进睡眠。莲子心味苦，性寒，有清心、去热、止血、涩精的功效，可以治疗心火亢盛所致的失眠、烦躁等症。

七、鱼生火，肉生痰，青菜萝卜保平安

鱼、虾大多属于高蛋白食品，所含热量较高。摄入较多的此类食

物，容易在体内积聚热量，热多而无以发散则郁而化火。绝大多数的肉类为高脂食物，较油腻，不易消化。这类食物通常在消化道内滞留的时间较长，以至于郁积成痰，因此对这类食物的摄入要适量。果蔬有通利肠胃、除胸中烦、解毒醒酒、消食下气等功效。新鲜的萝卜中含有丰富的纤维素、维生素A、维生素B、维生素C和钙、磷、铁等矿物质，还含有一般蔬菜中所没有的挥发油、复合酶等特殊成分。因此，萝卜具有健胃消食顺气解郁、化痰止咳的功效。

八、饭后一苹果，老头赛小伙

唐代名医孙思邈称苹果能"益心气"，元朝饮膳太医忽思慧在其编撰的《饮膳正要》里提到苹果能"生津止渴"，清代名医王士雄称苹果有"润肺悦心，生津开胃，醒酒"的功效。中医学认为，苹果性平味甘酸，具有补心益气、增强记忆、生津止渴、止泻润肺、健胃和脾、除烦、解暑、醒酒等功效。民间有"日食一苹果，医生远离我"之说，说明经常吃苹果具有良好的保健作用。

第三节　民俗习惯

中医文化与民俗文化密不可分，很多民间习俗都受到中医理论的影响，蕴含着中医养生保健的智慧。

一、春捂秋冻

"春捂"就是说春季气温刚转暖，不要过早脱掉冬衣。冬季穿了几个月的冬衣，身体产热散热的调节与冬季的环境温度处于相对平衡的状态。由冬季转入初春，乍暖还寒，气温变化又大，俗话说"春天孩儿脸，一天变三变"，过早地脱掉棉衣，一旦气温下降，就会难以适应，使身体抵抗力下降，病菌乘虚而入，容易引发各种呼吸系统疾病。

"秋冻"就是说秋季气温稍凉爽，不要过早过多地增加衣服。适宜的凉爽刺激，有助于锻炼耐寒能力，在温度逐渐降低的环境中，经过一定的锻炼，能促进身体的新陈代谢，增加产热，提高对低温的适应力。同样道理，季节刚开始转换时，气温尚不稳定，暑热尚未退尽，过多过早地增加衣服，一旦气温回升，出汗着风，很容易伤风感冒。

当然凡事皆有个度，"春捂秋冻"也要根据气温灵活调整。人的体温总是要保持在37℃左右，除了自身调节，也要靠增减衣服来协助，如果春末炎热和深秋寒冷，仍不及时减少或增加衣物，这样的"春捂秋冻"就过于教条，不切合实际。每年的3月和11月呼吸道疾病高发，其原因有气温变化的因素，但也与人们衣着调适不当有很大关系。

"春捂秋冻"的具体应用也要考虑到体质的差异。秋冻，是为了提高人们对逐渐变冷环境的耐受性，但如果个人的体质本来就弱，那还是不要过度受冻。秋季又是心脑血管疾病高发的季节，对于有这方面疾病史的中老年人来说，防寒尤其重要，这部分人群如果也尝试"秋冻"，将是十分危险的举动。

此外，就算是体格健康的人群，"春捂秋冻"也是有条件的。一般情况下，日照温度在15～20℃时，人们可适当地减少穿衣。盲目的"春捂秋冻"，并不可取。

二、立春吃春饼

立春是一年二十四节气中的第一个节气。每年立春，民间都有吃春饼的风俗，以迎接春天的到来。

民间春饼制作非常讲究（图7-6）。将春饼烙得薄如纸、软如绵、白如雪，咀嚼起来柔中有韧、韧中有爽，使人满口生香，回味无穷。在家中食用时，配菜也是必不可少的。卷春饼的菜有绿豆芽、酸菜、粉丝、土豆丝、韭黄、鸡蛋等。卷春饼时要把菜一样样摊在饼上，配上葱丝、甜面酱卷在一起，从头吃到尾，取"有头有尾"、吉利的意思。

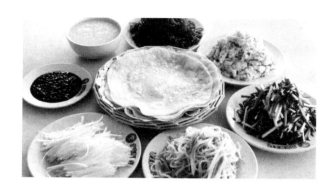

图 7-6 春饼

中医认为，立春吃春饼对健康大有裨益。《素问·四气调神大论》指出："春三月，此谓发陈，天地俱生，万物以荣。"立春是万物复苏的开始，这天起，阳气转盛，天气转暖，人体之阳气也要顺应自然，向上向外疏发，故中医讲究"春夏养阳"。

春饼的原料主要是葱和韭菜，都是补阳食物。葱可以发汗解表、散寒通阳、杀菌解毒。春季是细菌滋生的活跃期，而葱含有的植物杀菌素具有较强的杀菌作用，特别对痢疾杆菌及皮肤真菌的作用更为明显。葱还能预防春季呼吸道传染病，有效地治疗伤风感冒、打喷嚏、鼻塞、流鼻涕等症状；因体弱怕冷、容易感冒的人可多吃些。韭菜是我国传统的蔬菜，也是中医常用的药物，具有极高的营养价值，自古就有"长寿菜"之称；具有温中下气、补肾益阳等功效，民间称其为"起阳草"；还可以温补肝脏、助阳固精、健脾胃、降逆气、散瘀、提神。韭菜所含丰富的胡萝卜素可以预防上皮细胞癌变，维生素 C 和维生素 E 能抗氧化，提高人体免疫力，有抗衰老的功效。

三、清明踏青

清明是我国传统的祭祀节日，是扫墓、祭祀先祖的日子。按阳历来算，它是在每年的 4 月 4 日至 6 日之间变动（并不是每年都固定在 4 月 5 日）。此时正是春光明媚、草木复苏的时节，也是人们踏青的好时节，所以民间有清明踏青的习俗。踏青赏景，既能锻炼身体，又能陶冶情操。

中医学认为春天是生发的时节，顺应这一自然规律，春游踏青将有助阳气生发。春游踏青时人们进行步行、爬山等运动，改善机体的新陈代谢和血液循环，增强心肺功能，对防治心血管疾病等具有良好作用；可以调节神经系统，提高思维能力，改善睡眠；增强肌肉力量，尤其是使腿部力量得到锻炼，筋骨也变得更加灵活强健；春天的郊野，空气中含有较多负离子，通过呼吸新鲜空气，吐故纳新，能促进体内新陈代谢；漫长寒冷的冬季，人们体内常有积滞，此时踏青活动，四肢舒展，伸腰展腹，可以加强胃肠蠕动，改善消化功能，帮助人们去除体内积滞。

四、端午草药浴

端午日洗浴（浴兰汤），在文字记载上最早见于西汉礼学家戴德著作《大戴礼记》，但这里"兰"不是兰花，而是指菊科的佩兰或草药，有香气，可煎水沐浴。在《九歌·云中君》中亦有"浴兰汤会沐芳"之句。《荆楚岁时记》载："五月五日，谓之浴兰节。"《五杂俎》中记录明代人因为"兰汤不可得，则以午时取五色草拂而浴之"。

端午浴，节日习俗，此俗至今尚存，且广泛流行，据说可治皮肤病、去邪气。在南方很多地方，端午这日，儿童用苦草麦药煮水洗，或用艾、蒲、白玉兰等花草煮水洗（图7-7）；少年、成年男子则到河海边冲凉，谓之洗龙舟水，洗去晦气。在湖南、广西等地，则用柏叶、大风根、艾草、菖蒲、桃叶等煮成药水洗浴，不论男女老幼，全家都洗。

端午传统的"草药浴"除了用香草外，还可用鲜艾草、菖蒲、银花藤、野菊花、麻柳叶、九节枫、荨麻、柳树枝、野薄荷、桑叶等煎水沐浴。香草具有芳香开窍、温气血、散寒湿、消毒、防腐之功效。艾叶浴对毛囊炎、湿疹有一定疗效。菖蒲叶及根芳香化湿，可治恶疮疥癣；其水浸剂对皮肤真菌有抑制作用，外用还能改善局部血液循环，对消除老年斑、汗斑有一定作用。新鲜的桑叶性味苦、甘、寒，具有疏风清热、清肝明目等功能，用它煮水洗澡，可使皮肤变细嫩。薄荷挥发油

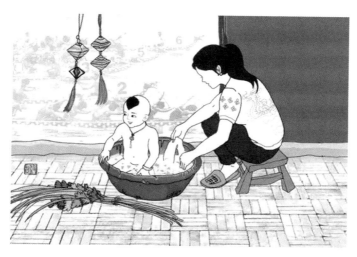

图 7-7 端午药浴

有发汗、解热及兴奋中枢的作用，外感风热、咽喉肿痛的患者洗浴特别有用，可消炎、止痛、止痒，并有清凉之感，夏季用来沐浴，还能防治湿疹、痱子等皮肤病。野菊花有散风、清热、解毒、明目、醒脑的作用。黄菊花清热解暑、美容肌肤，最宜脑力劳动者洗浴。银花藤有清热解毒、通经络的作用，沐浴后，凉爽舒畅，可解毒除湿，治痹痛效果理想。用桉树叶、麻柳叶、九节枫、柳叶、荨麻等草药沐浴，具有祛风除湿、活血消肿、杀虫止痛、止痒嫩肤等功效。由此可见，草药浴不但可消除疲劳、清洁皮肤、增强皮肤的血液循环，还可预防治疗痱子、皮肤瘙痒、汗斑、狐臭、老年斑、皮炎等皮肤病，并且具有润滑、增白、增香等作用。如用草药汤来洗头，可消除头皮屑；用来浴面，可清除暗疮，防止"青春痘"的滋生。

五、冬吃萝卜夏吃姜

冬吃萝卜夏吃姜是中国人一个代代相传的饮食习俗，民间也有"冬吃萝卜夏吃姜，不用医生开药方"这样的谚语。生姜辛热（图 7-8），萝卜甘寒，这是人所共知的常识，这句谚语重点提醒人们在炎热的夏季吃姜，寒冷的冬季吃萝卜，这是与中医医理极为相合的养生经验。

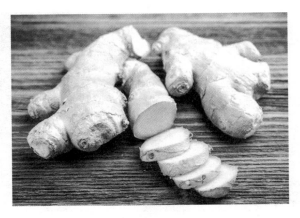

图 7-8　生姜

在中医经典著作《伤寒论》中有这样的论述："五月之时，阳气在表，胃中虚冷，以阳气内微，不能胜冷，故欲著复衣。十一月之时，阳气在里，胃中烦热，以阴气内弱，不能胜热，故欲裸其身。"大致意思就是，以五月为代表的夏季，阳气蒸腾，向上向外散发，故天气表现得十分炎热。但阳气往外发散的同时，体内的阳气反而虚少，因而容易生冷生寒，故而出现心烦口渴，过食生冷却容易出现腹痛腹泻的症状。冬天的情况正好相反，阳气向里向内，处于收藏状态，在外的阳气虚少，体内的阳气积多，出现阳气在里，胃中烦热的表现。简而言之，夏季阳气在表，胃中虚冷，吃生姜可以温胃健脾；冬季阳气在里，胃中烦热，吃萝卜可以清解积热。

由于夏季炎热，人们往往贪凉饮冷，而过食寒凉、吹空调过冷过久，都容易损伤脾胃阳气，表现为恶风怕冷、疲乏无力、腹疼腹泻、食欲不振、口中黏腻等。这时喝一点生姜汤，或在烹饪过程中适当加入姜调味，可起到散寒祛暑、开胃止泻的作用。冬季或其他季节人们进补后，或相对活动较少，体内痰热积滞。适量进食萝卜，具有清热化痰、消积除胀的作用。

总之，"冬吃萝卜夏吃姜"这个民俗是有中医理论指导的民间简便有效的养生保健方法。

走进中医——中医药文化知识必读手册

六、冬至喝羊肉汤

在南方很多地区，有冬至喝羊肉汤的习俗，冬至是一年中日照时间最短的一天，在中医学看来也是阴气最旺阳气最弱的时间。从顺应阴阳变化养生的原则出发，冬至这天也是适合补阳的时间。羊肉性温，可以补阳气。对于体虚怕冷、中气不足的人群比较适宜吃羊肉，特别是阳虚的人群，因为羊肉本身有补肾壮阳的作用，所以自古以来就被当作是壮阳的佳品。

在我国无论南方还是北方，都有过冬吃羊肉、喝羊肉汤（图7-9）的习俗，据说有些地方还有"冬至吃羊肉，暖和一冬天"的说法。按中医学的说法，羊肉味甘而不腻，性温而不燥，具有补肾壮阳、暖中祛寒、温补气血、开胃健脾的功效，所以冬天吃羊肉，既能抵御风寒，又可滋补身体，实在是一举两得的美事。凡肾阳不足、腰膝酸软、腹中冷痛、虚劳不足者，皆可用它作食疗品。

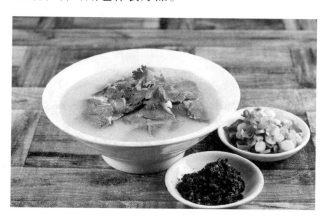

图7-9　羊肉汤

第八章　文学作品与中医

中医药是什么？是散发出浓浓苦香的褐色汤液？是封裹在蜡壳之中的颗粒与蜜丸？还是深藏于榆木柜匣中的根叶、标本、粉末……长久以来，人们对中医药的印象往往停留在老中医行医坐诊、治病止痛的刚需中（图8-1），以至于忘却了它更鲜活持久的状态，其实是在诗意里，在巨著中，在我们对文学作品的不断缅怀中长存。

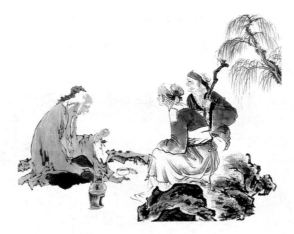

图 8-1　行医坐诊

第一节　诗词与中医

中医药是"吹面不寒杨柳风"的杨柳，是"小荷才露尖尖角"的荷叶，是"一枝红杏出墙来"的杏子，是"蒹葭苍苍，白露为霜"的蒹葭，是"墙角数枝梅"的梅花……假如有心，你会发现无数耳熟能详、信手拈来的诗词，字里行间皆有中药的身影。

这就像提起一位母亲，人们第一反应是她相夫教子理家的标签，却很少有人想到，她曾经绣口锦心的夺目光华。

一行青史一句诗，一寸江山一味药。青史对中医药历来十分偏爱，我国最早的诗歌总集《诗经》，就是一部鲜活的中药百科，全书记载中药名291种，其中草木类167种，鸟兽类74种，鱼虫类45种。最脍炙人口的有《桃夭》《卷耳》《木瓜》《芄兰》《甘棠》等，兔、鸡、羊、鹿、鹑等也皆被嵌入篇名。整部《诗经》充满"药味"，让人叹为观止。

与《诗经》颇具古风的名字相比，唐诗宋词中出现的中医药，则有了邻家妹妹般亲切活泼的味道，如"采菊东篱下，悠然见南山""花褪残红青杏小，燕子飞时，绿水人家绕""城中桃李愁风雨，春在溪头荠菜花"……中医药的日渐大众化、亲民化，由此可见一斑。这一时期辈出的优秀作家，也对中医药诗词有着近乎癫狂的热爱，尤为典型的是李白与苏东坡。李白现存诗文1000余篇中，200多首与酒有关，像"兰陵美酒郁金香，玉碗盛来琥珀光""金樽清酒斗十千，玉盘珍羞直万钱""花间一壶酒，独酌无相亲"，酒在中医药界被誉为"万药之舟"，而李白就是货真价实的酒的热爱者。苏东坡不仅是我国北宋时期的文坛魁首，对文学、诗、词、赋和书法精通，而且在中医药学、养生学方面也颇有建树，在苏东坡存世的3000多首诗词中，涉及中药材的有1000多首，堪称诗人中的中医学专家。

中医药只能展现生活琐屑与儿女情长？当然不是，历史上无数英雄借其咏志。曹操借青蒿诗"呦呦鹿鸣，食野之苹。我有嘉宾，鼓瑟吹笙"，比喻自己求贤若渴的心怀；文天祥借石灰诗"粉身碎骨浑不怕，要留清白在人间"，表明自己坚贞清白的气节；黄巢借菊花诗"他年我若为青帝，报与桃花一处开"，抒发自己掌握天地的豪情；毛泽东用梅花词"待到山花烂漫时，她在丛中笑"，展现共产党人拼搏在前、享受在后的奉献精神。

"红豆生南国，春来发几枝""江南可采莲，莲叶何田田""天苍苍，野茫茫，风吹草低见牛羊"，这些都是中医药对地域风土的见证。

"忽如一夜春风来，千树万树梨花开""乡村四月闲人少，才了蚕桑又插田""待到重阳日，还来就菊花"，这些是中医药对时令气候的顺应。

"黄柏疮用，兜铃嗽医""猪血一投俱化水，真金不换效尤奇""天造奇力，曰雪曰霰曰雾，合来共为三白散"，这些则是中医药对药性及组方智慧的探索。

中医药是天地钟灵毓秀的化身。有其护佑，华夏儿女才能在如画江山上诗意栖居。

一、诗词中的中医药

我国中草药品种繁多，诗人韵士常将中药名嵌入诗词中，自然成章，饶有兴趣。如浏阳吴菊秋，有才子之称，好吟咏，所作《九日登高》《忆儿时》喜以药名组织成句。《九日登高》："茱萸酒酿橘红天，跃上淮山旋覆旋。贯众草花惹香附，凌霄松柏与云连。新装熟地与生地，过客车前或马前。兴至合欢浮大白，续随故纸写吟笺。"《忆儿时》："拧完小草攫全虫，竹叶芦根篓不空。庭玩红花还望月，窗糊故纸为防风。儿茶待举敲冰片，木笔常拈画地龙。百部方书求远志，乌头又是白头翁。"

（一）诗词赏析

> 南州溽暑醉如酒，隐几熟眠开北牖。
> 日午独觉无余声，山童隔竹敲茶臼。
>
> ——宋·柳宗元

正午时分，往往会有一种像喝醉酒的感觉，昏昏欲睡。此时，打开靠北墙的窗子，让清风吹进来，使室内的空气流通开来，再好好睡上一觉，这种感觉就会消失。作者把夏日午睡前后的情景描写得如此淋漓尽致，如果没有亲身感受是无论如何也表现不出来的。更难得的是，作者在作品中写出了避暑的科学。"溽暑"——湿热产生了；"醉如酒"——

昏昏欲睡；"开北牖"——打开阴凉方向的窗子通风；"日午独觉余无声"——能帮助人安然入睡。这里，避日、通风、静养、午睡都是消暑的有效措施。

午睡是许多人的习惯。午睡的好处也被大多数人认可，特别是炎热的夏季，午睡除了可以缓解机体疲劳外，还是消暑的有效形式。

夏日是炎热的，在我国古代的五行中，火、红、南方都是热的代表。尤其在南方一些地区，热与湿交蒸，热中有湿，湿中有热，它们产生出的闷热感，让人更加难受。热性炎上，有扩张血管的作用，会导致大脑血和氧的供应不足；湿性重浊，能产生昏沉的感觉，会出现头重身困的表现。中午正是一天中气温最高的时段，热晒湿蒸，昏昏欲睡的情况很容易发生。美国麻州大学的巴蒙博士认为，这除了与上述因素有关外，与早餐质量不能保证、午餐质量相对较高有密切关系。由此造成的血糖过低，使人变得情绪低落、昏昏欲睡。解决不好这一问题，会直接影响下午的工作效率。有人企图用补充糖分的方法来缓解它，其结果恰恰适得其反：吃糖或含糖量较高的甜食，虽然能使血糖很快上升，但只能维持 1 小时左右的时间，达到高峰后就快速下降了。另外，糖分进入人体后，会促进胰岛素的分泌，造成体内的糖比吃糖前更低的状态。所以在如何解决午后昏昏欲睡的问题上，他提出早餐吃好、午餐少肉的观点。对午后昏昏欲睡的现象，我国古代早有认识，并创造了一系列有效的方法来解决这一矛盾，其中包括午睡在内，并且逐渐形成了习惯。在古籍中，午睡有"午枕""午梦""昼寝""昼眠"等多种叫法。王安石有《午枕》诗"午枕花前簟欲流，日催红影上帘钩。窥人鸟唤悠扬梦，隔水山供宛转愁"。他如蔡确的"纸屏石枕竹方床，手倦抛书午梦长。起莞然成独笑，数声渔笛在沧浪"、杨万里的"梅子留酸软齿牙，芭蕉分绿与窗纱。日长睡起无情思，闲看儿童捉柳花"等，都是说午睡的。

现代国内外许多科学家的研究也表明，午睡是改善大脑血液供应、提高工作效率、建立机体良性循环的科学方法。在我国，午睡是科学界公认的有益于健康的好习惯，我国政府也从制度上保证了午睡的时间。在每年夏季最热的阶段，有些地方的午睡时间长达 2 ～ 3 个小时。近年来，就连与东方"午睡有益"的观点在认识上一贯相左的西方国家，也发生了动摇，关于"午睡有益"研究的成果屡屡爆出热门话题。美国康奈尔大学的研究者认为，中午哪怕睡上20分钟的觉，下午就会感到精力充沛，工作中的差错和失误就会减少。他们建议，把午睡作为日常生活的一项内容。德国雷根斯堡大学的研究者认为，人在完全苏醒状态下只能连续工作4小时，白天必须有一定时间的睡眠，中午13～14时是最佳的午睡时间，睡半小时至1小时即可。没有条件睡觉的，打个盹也好。长时间连续工作，是导致心脏病、糖尿病的根源，或过早出现衰老。他们已把午睡作为公共卫生行业AOK保险公司健康计划的一个组成部分，在一些州已开始安排公务员午休，还为他们提供睡床。关于午睡的时间，是饭前睡还是饭后睡，存在着不同看法。有人认为，在饭前午睡效果更好。因为人体的血液是一个恒定的系统，进食后血液就会向消化系统倾斜，大脑和肢体得到的血液反而减少，不仅氧气和营养素的需求不能满足，而且代谢的产物也无法及时排出。饭后午睡虽能使机体的疲劳状态得到一定程度的调整，睡眠后产生的阶段性头昏脑胀、四肢乏力、周身酸懒的不适感没法解决。如果中午下班或放学后吃点水果、喝点牛奶就开始午睡，然后起床就餐，半小时睡眠的效果比饭后睡的2小时还好。

但有些人是不宜午睡的，如低血压患者、患有动脉硬化的高龄老人（65岁以上）、体态过于肥胖（体重超过正常值20%以上）的人等，因为午睡造成的脑部血流量减少、机体血液黏度增高、脂肪堆积等，对他们本来就存在的不完全健康会带来负影响。

（二）药名体诗

宋徽宗时户部员外郎孔平仲，字义甫，进士出身，史载其"长史学，工文词，著续世说，绎解稗诗"。在《宋诗记事》中载其写的两首药名体诗：

其一

鄙性常山野，尤甘草舍中。

钩帘阴卷柏，障壁坐防风。

客土依云实，流泉架木通。

行当归云矣，已逼白头翁。

其二

此地龙舒国，池黄兽血余。

木香多野桔，石乳最宜鱼。

古瓦松杉冷，旱天麻麦疏。

题诗非杜若，笺腻粉难书。

——宋·孔平仲

诗中共嵌入常山、甘草、卷柏、防风、云实、木通、当归、白头翁、地龙、血余、木香、乳石（石乳）、瓦松、天麻、杜若等16种中药药名，从微观到宏观，勾画了一幅山村野夫居住茅屋、眼望飞云、耳听泉声、安乐自得的闲逸神情。在这"龙舒国"里，松杉参天、野橘遍地、石乳溶洞、麻麦阡陌，好像世外桃源一样，别赋新意，颇有感染力。

清代著名医家、温病学家叶天士也曾写过《四季药名诗》（图 8-2）。

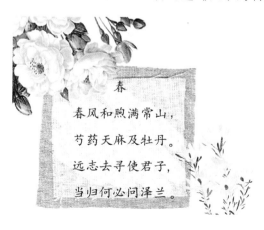

春

春风和煦满常山，

芍药天麻及牡丹。

远志去寻使君子，

当归何必问泽兰。

图 8-2　叶天士《四季药名诗》其一：春

（三）药名体词

南宋辛弃疾不仅是一位伟大的爱国词人，还是一名填制药名体词的行家。大约在南宋淳熙十五年时，他用药名写了一首词。

定风波·用药名招婺源马荀仲游雨岩·马善医

山路风来草木香，雨余凉意到胡床。

泉石膏肓吾已甚，多病，提防风月费篇章。

孤负寻常山简醉，独自，故应知子草玄忙。

湖海早知身汗漫，谁伴？只甘松竹共凄凉。

——南宋·辛弃疾

这首词里写山、写水、写石、写草、写风、写雨，眼前这些自然景象，都寄托着诗人对往昔坎坷不平道路的情思，抒发了诗人内心世界的愤懑。其中用药名本字、谐音字等嵌入的药有木香、禹余粮（雨余凉）、石膏、吴萸（吾已）、栀子、紫草（知子草）、防风、海藻（海早）、甘松等，药名与词意，浑然一体。

辛弃疾早年就擅长填词，据传，他在新婚之后，便赴前线抗金杀敌，疆场夜静闲余，便用药名给妻子写了一首《满庭芳·静夜思》，来表达自己的思念之情。

满庭芳·静夜思

云母屏开，珍珠帘闭，防风吹散沉香。

离情抑郁，金缕织硫黄。

柏影桂枝交映，从容起，弄水银堂。

连翘首，惊过半夏，凉透薄荷裳。

一钩藤上月，寻常山夜，梦宿沙场。

早已轻粉黛，独活空房。

欲续断弦未得，乌头白，最苦参商。

当归也！茱萸熟，地老菊花黄。

——南宋·辛弃疾

词中共用了云母、珍珠、防风、沉香、郁金、硫黄、柏叶、桂枝、苁蓉、水银、半夏、薄荷、钩藤、常山、宿沙、轻粉、独活、续断、乌头、苦参、当归、茱萸、熟地黄、菊花共24种中药名。据说，妻子接信后，亦以药名回书：

> 槟榔一去，已历半夏，岂不当归也。
>
> 谁使君子，寄奴缠绕他枝，令故园芍药花无主矣。
>
> 妻叩视天南星，下视忍冬藤，盼来了白及书，茹不尽黄连苦。
>
> 豆蔻不消心中恨，丁香空结雨中愁。
>
> 人生三七过，看风吹西河柳，盼将军益母。

信中用了中药名16种，表达了情意绵绵的思夫之情。

（四）宝塔诗

中药

药，

温热，寒凉。

具五味，调五脏。

用之如兵，疾无不羔。

时珍著本草，仲景组良方。

相恶相反禁配，相须相使效强。

宣通补泻轻重记，滑涩燥湿功用良。

——当代·马传胜

本诗作者马传胜巧妙地运用宝塔诗的诗词手法，把中药四气、五味、配伍及功用十法尽数道来；涵盖了中药的重要功能及李时珍、张仲景等中医代表名家；可谓中医功底深厚，诗词独具特色。

"药名诗"起于何时众说纷纭。清赵翼说："药名入诗，三百篇中多有之。"千百年来，一些文人学士与中草药结下了不解之缘。他们借用药名中的字义或谐音，来表达某种特定的含意，让枯燥的草药名给人以闲情逸致与美的享受。

二、诗歌与治疗功效

相传东汉末年，袁绍起兵讨伐曹操，遣文士陈琳作了一篇讨曹檄文。檄文送到曹营中时，曹操正在犯头痛的老毛病，痛苦难当。不料读了陈琳的檄文后，曹操大笑一阵，头痛症居然好了。这事后代广为流传，成了读文治病的先例。陈琳的这篇檄文充满愤激之词，曹操读了它头痛症好转，事出有因。

阅读文学作品，尤其是吟诵诗词可以治病，是有科学道理的，并且已经为西医学实践所证实。据报道，在俄罗斯等一些国家，医生已在临床上采用让患者吟诗的办法来作为治疗某些疾病的辅助手段。在意大利的一些药店里，甚至还有一种专以诗歌治病的药盒出售，盒内有详细的说明书，指导患者患了什么病该用什么样的诗篇来治疗，诵读多少遍为一疗程等等，疗效颇佳。

吟诵诗歌可以治病，其原理何在呢？诗歌特别是古典诗词，句式工整，平仄相间，富有音乐的节奏和韵律。当人们吟诵诗歌时，随着诗中节奏的起伏，声调抑扬顿挫的变化，声息有规则的出入，这时心绪就会变得平和宁静，呼吸均匀和缓，身心得以放松。

诗歌不仅形式和语言上给人以愉悦，它还包含着丰富的内容和多彩的画面，能给人以多方面的熏陶和启迪。特别是那些富有哲理和情趣、格调高雅、风格清新的优秀诗篇，更有强烈的艺术感染力。它们能够陶冶人的思想情操，激发热情，振奋精神，使人们更加热爱生活，珍惜生命，鼓起勇气与病魔作斗争。

研究表明，在吟诗的过程中，人的大脑皮层兴奋和抑制趋于平衡，血液循环畅通，心跳有规律，新陈代谢也处于良好状态，这无疑有助于疾病的治疗和康复。苏轼在《答李邦直》中的描述"诗词如醇酒，盎然熏四支"，写的就是吟诗时的感受，就像饮用了醇厚的佳酿一样，浑身通泰舒畅。当全神贯注、心无旁骛的吟诵诗歌时，整个身心都沉醉在诗歌所描绘的景物和意境之中，陶然自得，精神内守，排除杂念，这样就可以使人摆脱病魔的纠缠，暂时忘却疾病带来的痛苦和烦恼，这与中医养生学上静心养气的道理是相通的。

西医学也证明，患者如果有健康积极的心理，就有利于激活体内的免疫机制，调动全身各个组织器官的功能，来帮助缓解和治疗许多疾病。生活中我们也常见到这样的现象：一些身患重症乃至绝症的患者，靠着积极乐观的人生态度制服了病魔。而阅读优秀的诗歌和其他优秀的文学作品，正可以帮助人们培养这种积极乐观的人生态度。

第二节　名著与中医

一、《西游记》

小说《西游记》在第三十六回"心猿正处诸缘伏，劈破旁门见月明"中，有一首唐僧抒发情怀的诗。其诗曰："自从益智登山盟，王不留行送出城。路上相逢三棱子，途中催趱马兜铃。寻坡转涧求荆芥，迈岭登山拜茯苓。防己一身如竹沥，茴香何日拜朝廷？"这首诗选用了益智、王不留行、三棱子、马兜铃、荆芥、茯苓、防己、竹沥、茴香等 9 味中药。虽然药的功能与诗的内容无关，但这些药名却揭示了《西游记》的情节，颇值得玩味。"益智"指的是受唐王之命赴大西天即天竺的大雷音寺取"大乘经"的矢志不渝的信念；"王不留行"指的是唐太宗排驾亲自为御弟三藏饯行，并与众官送出长安关外；"三棱子"指的是孙悟空、猪八戒、沙和尚这三个徒弟；马兜铃正是唐僧师徒与小白龙马一起"乘危远迈杖策孤征"，匆匆赶路的形象和声音；"茯苓"是指西天如来佛祖；"防己""竹沥"指唐僧心地清净、一尘不染，象新采的竹茎，经火炙后沥出的澄清汁液；"茴香"谐音回乡，指取经成功返回唐朝。《西游记》的作者吴承恩从近两千味中药的药名中，选择了能表达小说内容的几味，藉中药名称和全诗浑然一体，巧妙地紧扣小说的主要情节，令人拍案叫绝。

在第二十八回里，吴承恩还用药名写了一首《西江月》的词，描写孙悟空对进犯花果山残杀众猴儿的猎户进行抵抗的情景："石打乌头粉碎，沙飞海马俱伤。人参官桂岭前忙，血染朱砂地上。附子难归故里，槟榔怎得还乡？尸骸轻粉卧山场，红娘子家中盼望。"这里用了乌头、海马、人参、官桂、朱砂、附子、槟榔、轻粉、红娘子9个中药名，生动地描写了当时激烈拼杀和猎户残亡的战斗场面。

二、《红楼梦》

清代文学巨著《红楼梦》中，也用了大篇幅文字来记录中医药诗词，如"一畦春韭绿，十里稻花香""偷来梨蕊三分白，借得梅花一缕魂""入世冷挑红雪去，离尘香割紫云来"等脍炙人口的句子，皆成为后世解读红学的旁径入口。《红楼梦》被认为是中国最具文学成就的古典小说，是中国长篇小说创作的巅峰之作。小说在刻画家族悲剧、主人公的爱情悲剧的同时，也能看到丰富的养生智慧。尤为难能可贵的是，曹雪芹独具匠心地将中医药近乎完美地融入文学之中，借中医知识来推动情节发展，丰富人物形象。

实际上，《红楼梦》对中医药的多方探究是与当时中医药空前繁荣的历史大环境密不可分的，是中医药大发展的真实缩影。《红楼梦》全书120回，提及中医药的有66回，从医学史、中药学、方剂学、临床学和养生学等多个维度进行考辨，涉及医药与健康的部分达5万多字，与医药有关的描写有291处，约占总篇幅的5%。绝大部分十分精准，完全符合中医药基础理论。全书包括丸、散、膏、丹、汤等在内的方剂45个，中药127味，西药3种。就方剂而言，包括了历朝经典方剂，如人参养荣丸；作者自制方剂，如益气养荣补脾和肝汤及单验方，如合欢花浸酒等。此外，独参汤、八珍益母丸、左归丸、右归丸、祛邪守灵丹、开窍通神散、天王补心丹、黑逍遥散、金刚丸、菩萨散等常用方至今沿用。对照同仁堂清朝药目即可发现，曹雪芹笔下的药方即在当时已较为流行并被收录为经典方，包括人参养荣丸、天王补心丹、左归丸、右归丸、加味逍遥散等。

（一）辨识体质话饮茶

首先，《红楼梦》中多次提到了饮茶养生。妙玉曾说过，喝茶"一杯为品，二杯即是解渴的蠢物，三杯便是饮牛饮骡了"。《红楼梦》里，每个人喜欢的茶都不同。老君眉是贾母最爱喝的养生茶。此茶是洞庭湖中君山所产的一种银针茶。每次贾母喝此茶时，都取用梅花雪水浸泡。此茶色泽鲜亮，香气高爽，其味甘醇，既养心又养生，所以成为贾母最喜爱的养生茶，对贾母的长寿很有益处。《红楼梦》中第六十三回写宝玉吃了面食，因为担心他停食，林之孝便劝宝玉饮"女儿茶"，宝玉饮后，顿时食欲便增。女儿茶是川、黔西部的草药，别名岩果紫、黄茶根、女儿红，也叫普洱茶。普洱茶能促消化、养胃护胃、排毒，还有一定的通经作用，适合女性喝。

此外，《红楼梦》中还多次提到了六安茶。这种茶是贾宝玉最爱喝的养生茶。此茶产于安徽霍山，据《长物志》载："六安，宜入药品，但不善炒，还能发香而味苦，茶之本性实佳。"六安茶是一种偏苦的绿茶，能清热解毒，但不适合老年人。

茶叶中含有鞣酸，大量饮茶会造成体内鞣酸过多，引起胃肠功能失调。因此，根据体质喝茶很重要。年龄大、寒性体质、胃寒、月经期的女性，要少喝绿茶。冬天就是普通人也要少喝太浓的绿茶，最好喝红茶。下午2点以后，最晚4点以后，也不要喝浓茶，否则会影响睡眠。

（二）"轻"捶背宜养生

在《红楼梦》里，丫鬟给贾母、王夫人捶背的场景比比皆是。这是古代最常见的一种保健方法。

人体背上有三条重要的经络，沿着脊柱的是督脉，是人体的阳中之阳，两边各距离督脉1.5寸是膀胱经，关系到人体的五脏六腑。捶背的关键是要"轻"，正确方法是五指并拢稍微弯曲，手心为空地拍背，沿着脊柱从上到下，从中间到两边。捶背的时间，最好是下午3点到5点，这是膀胱经值令的时候，养生效果最好。

（三）乐在平常才长寿

贾母去世时83岁，刘姥姥85岁依然健在。两人虽然一富一贫，生活环境有很大不同，但都是高寿，她们的长寿秘诀是什么呢？

贾母的最大长寿秘诀是重视享受天伦之乐，喜欢和全家人一起吃团圆饭，爱热闹，不孤独。刘姥姥生性乐观、幽默，受了戏弄也不生气，常常自嘲"端多大碗吃多大饭"。现代人要多学学贾母和刘姥姥的"寿从乐中来"的人生态度。现在许多疾病，如胃病、肠炎、高血压、冠心病、癌症等，都和心情有很大关系。现代人最缺乏亲情，子女一般和老人分开住，导致老人平时很孤独。因此，老人首先自己要想开点，儿女也应多抽时间陪陪父母，使老人尽享天伦之乐，延年益寿。

（四）"三高"患者宜吃"长寿包"

豆腐皮包子是用豆腐皮做皮，木耳、香菇、青菜等做馅蒸成的包子。在清朝曾长期作为贡品，给皇上吃。所以在《红楼梦》第八回里，有了宝玉自己舍不得吃，却要留给晴雯的场景。

豆腐皮包子也叫"长寿包"。其中，木耳、豆腐都有降血脂的作用，尤其是豆腐皮，含有很多植物雌激素，有延缓衰老、美容的作用。对于"三高"患者来说，豆腐皮包子是一道非常好的健康菜。

（五）饥饿疗法防感冒

《红楼梦》中，从主子到丫鬟，一日三餐吃得都很少。感冒伤风时，大夫不是开药方，而是让人先"清清净净地饿两顿"，或者要求饮食一定要清淡。

小病不吃药是古人的养生良方。所谓饥饿疗法，不是真的一点都不吃，而是吃得清淡。适当地喝些米汤，主要是大米汤，有润五脏的作用。普通感冒时，可采取饥饿疗法，多喝白米粥，夏天可放点绿豆，冬天加点糯米，中老年人可放点山药和枣。对于胃肠型感冒，可以用白萝卜加盐煮汤喝，连萝卜一起吃下去，有助消化的作用。

（六）根据体质来补益

《红楼梦》中提到了许多病症与药方。《红楼梦》第三回中便提到了黛玉初进荣国府时，贾府的人问她常服何药，黛玉回答说："如今还是吃人参养荣丸。"林黛玉身体极为怯弱，如"美人灯"般一吹就倒。后人分析，林黛玉的病症应为肺结核。林黛玉所食的"人参养荣丸"又可叫"人参养营丸"。对此，后人追溯出"人参养荣丸"是出自宋代的《太平惠民和剂局方》，这味药具有益气养血的作用，用于治疗积劳虚损、少气心悸、腰背强痛、咽干唇燥等症。不过，虽然林黛玉和贾母都服用人参养荣丸，但追求的功效却是不一样的。黛玉用人参养荣丸益气养血，治体弱多病的虚损之疾；贾母服用人参养荣丸滋养气血，延年益寿。这正是中医异病同治的典型医案。据考察，人参养荣丸的药物成分有人参、肉桂、白术、当归、甘草等，有益气补血、养心安神之功效。然而，人参、肉桂性热，所以林黛玉虚不受补，因此便又有了后来的宝钗、宝玉送燕窝的情节。

《红楼梦》中哪怕是一个药方，都是草蛇灰线、伏脉千里。而在《红楼梦》的第二十九回里，曹雪芹写到了贾母、宝玉、黛玉等一干人去清虚观打醮，当时是农历五月初一，天气却已经炎热起来。林黛玉体质虚弱，对外界恶劣的气候耐受力甚差，以至中暑。黛玉在清虚观中暑之后，回家休养，并且吃了"香薷饮"。香薷饮是中医有名的方剂，由香薷散演变而来，本方出自《太平惠民和剂局方》，药仅3味，香薷、炒扁豆、姜厚朴。主要功用为祛暑解表，和中化湿。若在暑夏季节，外感于寒，内伤于湿，或受暑热侵袭，常会头重头痛、身热畏寒、食欲不振，或者腹痛吐泻、四肢困乏、精神倦怠。此时用香薷饮治疗，常能取得良好的效果。从处方用药的角度：第十一回秦可卿的药方中有人参等16味药；第五十一回有胡庸医乱用的麻黄、枳实等虎狼药；散见于全书的药方有独参汤、八珍益母丸、左归、右归等二十几张处方。疾病种类之多样，分科之细密，处方用药之繁多，非精通医理者不能为之，从中足可见曹雪芹对中医文化的了解程度之深。另外，曹雪芹还介绍了能治病的香料。比如，《红楼梦》第七回中，宝钗说她从胎里带来的一股热毒，吃了一个和尚传的海上仙方"冷香丸"，方能缓和些。冷香丸是用白牡丹花、白荷花、白芙蓉花、白梅花和雨水这日的天落水，白露这日的露水，霜降这日的霜，小雪这日的雪，盛在旧瓷坛里，埋在花根底下制成的。宝钗发病的时候便拿出来吃一丸，用一钱二分黄柏煎汤送下。据后人考证，宝钗患的应该是哮喘，以药测证，应该属于热哮，所以用四时之花和四时之水，加上异常香气的末药，服之是有效的。《中华方剂大辞典》中，有冷香汤、冷哮丸、冷哮散等方剂名，功能是散寒化痰、平喘止哮，可以用来治疗冷哮寒痰证。

《红楼梦》是一部中国传统文化的百科全书，其中有大量中医药内容的描写，涉及中医药各个环节，以中医文化命名的有"张太医论病细穷源"（图8-3）、"胡庸医乱用虎狼药"等十一回，足可见中医药在曹雪芹心中的重要地位，深刻体现了中医与传统文化的"我中有你、你中有我"，这也说明曹雪芹中医修为深厚，值得我们细细品味。

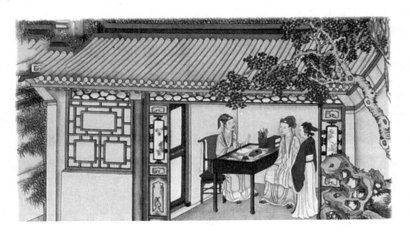

图8-3　张太医论病细穷源

三、《三国演义》

中医学认为，人有喜、怒、忧、思、悲、恐、惊的情志变化，亦称"七情"。这七种情志激动过度，就可能导致阴阳失调、气血不周而引发各种疾病。这七种情态如果掌握不当，例如大喜大悲、过分惊恐等等，就会使阴阳失调、气血不周，从而这种精神上的错乱会演变到身体上，形成各种疾病。

在《三国演义》中，大众耳熟能详的"诸葛亮三气周瑜"便是中医情志的经典案例。周瑜三次被"气"后均大叫一声，由此可看出周瑜性格暴躁、情绪容易激动。诸葛亮正是利用了周瑜的这种性格和心理特点，一次又一次给他强烈刺激，感慨了"既生瑜何生亮"的遗憾，最终促使周瑜病发而亡。

曹军军师司徒王朗劝孔明投降，诸葛亮只"轻摇三寸舌"，洋洋洒洒267字，王朗听罢，气满胸膛，大叫一声，坠马而死。在第一百回"汉兵劫寨破曹真 武侯斗阵辱仲达"中，诸葛亮料想曹真病重的情况下，给他写了一封书信，讥讽他"屡败将军""无能之辈"，曹真看罢，"恨气填胸，至晚，死于军中"。不过，值得一提的是，"情志"计谋高手诸葛亮最终因思伤脾而亡。在第一百零三回"上方谷司马受困 五丈原诸葛禳星"中，司马懿精通医理，听说诸葛亮事务繁忙而饮食极少后就断定其死期不远。因为诸葛亮鞠躬尽瘁，身体力行，事必躬亲，计谋从思而出，思伤脾且思则气结，使脾失健运，导致食欲不振。

可见，情志的异常变化可以伤及内脏，影响内脏的气机，使气机升降失常，气血功能紊乱。《素问·阴阳应象大论》中就指出了情志引发的相关疾病，"怒伤肝""喜伤心""思伤脾""悲伤肺""恐伤肾"。

怒伤肝：怒则气上，伤及肝而出现闷闷不乐、烦躁易怒、头昏目眩等，也是诱发高血压、冠心病、胃溃疡的重要原因，曹操的头痛便是由于经常发怒所致。

喜伤心：典型案例就是《儒林外史》中描写范进老年中举，由于悲喜交集，忽发狂疾的故事，阳损使心气动，心气动则精神散而邪气极，从而出现心悸、失眠、健忘、老年痴呆等。

思伤脾：《素问·举痛论》曰："思则气结……思则心有所存，神有所归，正气留而不行，故气结矣。"大脑由于思虑过度，使神经系统功能失调，消化液分泌减少，故出现食欲不振、纳呆食少、形容憔悴、气短、神疲力乏、郁闷不舒等。

忧伤肺：《素问·举痛论》曰："悲则心系急，肺布叶举，而上焦不通，荣卫不散，热气在中，故气消矣。"忧是与肺有密切牵连的情志，人在极度忧伤时，可伤及肺，出现干咳、气短、咯血、音哑及呼吸频率改变。

恐伤肾：《内经》认为："恐伤肾""惊则气乱"。暴受惊恐，立时目瞪口呆，毛骨悚然，神无归藏，气血不循常道，甚至血气绝、脉道塞、脏腑破裂，终致气绝身亡。惊恐可干扰神经系统，出现耳鸣、耳聋、头眩、阳痿，甚至可置人于死地。

由此可见，《三国演义》不仅讲述的是三国时代的故事，讲述了魏、蜀、吴的兴亡史，而且呈现出了一部"七情攻略"的计谋之策，《三国演义》中的经典形象都躲不开"情志"二字，不管是足智多谋的诸葛亮，还是一代枭雄曹操，最终都被"情志"所困。在现代社会工作和生活节奏紧张，抑郁症等心理疾病频发的状况下，我们更应该学会如何调节情志，放松自己。

四、《水浒传》

古典名著《水浒传》既可以作为历史故事来欣赏，也能够管窥北宋时期我国医学发展之一斑，同时又体现出发展着的宋代医学在文学领域的影响及其融入。《水浒传》共120回，有31回40余处涉及中医。其中，"引首"提及了宋仁宗时发生瘟疫，城里城外军民死亡大半，"开封府主包待制亲将惠民和剂局方，自出俸资合药，救治万民"。第一百二十回中，宋徽宗自言"近感微疾，现令安道全看治"。一部巨著，头尾两端涉及中医，令人确有"宋代崇尚医学"的贯穿之感。书中所涉及的中药剂型汤、膏、丸、散、丹，一应俱全。

书中记载了中医经典名方"二陈汤"与"六和汤"的使用。第二十一回载：一日，五更时分，卖汤药的王公来到县前赶早市，见到宋江便问："今日为何出来得这样早？"宋江答道："昨晚酒醉，错听更鼓。"王公说："押司必然伤酒，且请一盏'醒酒二陈汤'。"并浓浓地奉一盏二陈汤递与宋江吃。"醒酒二陈汤"即为"二陈汤"，此方不仅具有燥湿化痰、理气和中之功效，还可解酒与保健。古时候，走街串巷售卖膏药者屡见不鲜。但是，赶早市售卖汤药者则少有记载。第三十九回载：宋江爱吃鱼，一次他因贪吃鲜鱼，夜间肚里绞肠刮肚疼痛，一连泻了二十来次。次日，张顺又给宋江送来两尾金色大鲤鱼，看到宋江病倒在床，张顺要去请医生调治。宋江说："自贪口腹，吃了些鲜鱼，坏了肚腹,你只与我赎一贴止泻六和汤来吃便好。"张顺赎了一贴六和汤给宋江吃了,宋江休养了几日,身体复原。据后人临床证明,"六和汤"所治之证,虽有外感、内伤,但以脾胃病变为主,可用于治疗呕吐泄泻。不久,宋江在浔阳楼待客,要了酒、果品、肉食,并特意告知酒保"鱼便不要",恐伤脾胃。

安道全,是《水浒传》中唯一一位有名有姓的为人看病、中医故事最多的专职医生(图8-4)。他得祖上真传,内外科精通,医术高明,人称"神医"。梁山好汉108将排座次,他占有一席之地,号称"地灵星神医安道全",专门负责治疗内外科诸疾。宋江率兵攻打大名府时患病,以致神思疲倦,身体酸疼,身似笼蒸,卧床不起,背上红肿生疮。吴用说:"此疾非痈即疽,吾看方书,绿豆粉可以护心,毒气不能侵犯。"便买此物,给宋江服用。一面使人寻

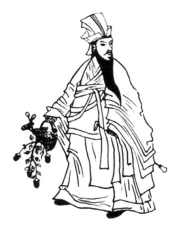

图8-4 地灵星神医安道全

药医治,未见好转。张顺说自己的母亲曾患背疾,百药不能得治,后请来建康府安道全,手到病除。吴用遂派张顺去请安道全。安道全问病人皮肉血色如何?戴宗回答:"肌肤憔悴,终夜叫唤,疼痛不止,性命早晚难保。"安道全说:"若是皮肉身体得知疼痛,便可医治。"他连夜赶到梁山泊,见宋江口内一丝两气,便诊了脉息,说道:"众头领休慌,脉体无事,身躯虽是沉重,大体不妨。十日之间,便要复旧。"他"先把艾焙引出毒气,然后用药。外使敷贴之饵,内用长托之剂"。5天之间,宋江病情开始好转。不到10天,宋江身体基本恢复。安道全入梁山之后,屡次随军出征,为众多梁山好汉治病救命。后来,安道全被皇帝"特旨除授"去太医院作了金紫医官,礼遇极高。安道全无法随梁山好汉出征作战,致使军中的伤病得不到及时有效的治疗而伤亡严重。双枪将徐宁受伤,七窍流血,宋江仰天叹道:"神医安道全已被取回京师,此间又无良医可救,必损吾股肱也!"

第九章　名医佳话

第一节　医德——名医的高尚德行

一、扁鹊：道高天下，守之以谦

扁鹊（约公元前 407—公元前 310 年），姬姓，秦氏，名缓，字越人，又号卢医，渤海郡郑（今河北省沧州市任丘市）人，春秋战国时期的名医（图 9-1）。因他医术高超，被认为是神医。扁鹊善于运用望、闻、问、切四诊，尤其是用脉诊和望诊来诊断疾病，精于内、外、妇、儿、五官等科，应用砭刺、针灸、按摩、汤液、热熨等法治疗疾病，被尊为"医祖"。

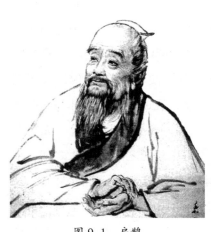

图 9-1　扁鹊

扁鹊医治病人一直坚持"六个不治"的原则：一是仗势欺人，骄傲跋扈的人不给治疗；二是贪图富贵，罔顾人性命的人不治；三是暴饮暴食，不注意养生的人不治；四是发现病情不及早治疗的不治；五是身体虚弱，不能吃药的不治；六是相信巫术而不相信医道的人不治。

1. 扁鹊医治虢国太子　详见第七章第一节的成语故事"起死回生"。

2. 扁鹊见蔡桓公　详见第七章第一节的成语故事"讳疾忌医"。

3. 扁鹊见秦武王　扁鹊见秦武王，秦武王把他的病情告诉扁鹊，扁鹊建议他及早医治。而秦武王的大臣却感到了困惑："大王的病在耳朵前面、眼睛下面，未必能够治好，弄不好还会造成失明或者耳聋。"秦武王把这句话告诉扁鹊，扁鹊听到后非常生气："大王你同治病的人一起讨论病情，又把病情告诉不懂得病情的人，却听信不懂病情的人的话，干预治疗，就凭这个就可以知道秦国是有多么混乱。让不懂的人指手画脚，却不听信懂的人的话。秦国随时都有灭亡的可能。"这就好比是打篮球的人去指导如何踢足球，道理是一样的。

4. 扁鹊三兄弟　魏文王问扁鹊："你们家兄弟三人，都精于医术，到底哪一位医术好呢？"扁鹊自谦道："长兄最好，中兄次之，我最差。"文王再问："那为什么你最出名呢？"扁鹊答："长兄治病，是治病于发作之前。由于一般人不知道他事先能铲除病因，所以他的名气无法传出去，只有我们家的人才知道。中兄治病，是治病于初起之时，一般人以为他只能治轻微的小病，所以他的名气只及于本乡里。而我治病，是治病于病情严重之时。一般人都看到我在经脉上穿针管来放血，在皮肤上敷药，做各种手术，以为我的医术高明，因此我的名气得以传遍全国。"

二、华佗：不畏权贵，一心为民

华佗（约公元145—公元208年），名旉，字元化，沛国谯（今安徽亳州）人，东汉末年杰出医学家，与董奉、张仲景并称为"建安三神医"。他精通内、儿、妇诸科，且尤长于外科，在世界上第一个进行了剖腹手术。他发明的全身麻醉剂"麻沸散"，适用于大型外科手术，比欧洲人使用麻醉剂早1700年。在针灸方面，他总结创用沿脊柱两旁夹脊的穴位，称作"华佗夹脊穴"，沿用至今。他强调运动对于生命的意义，重视健身以防病，发明了古典保健体操"五禽戏"。他的医学思想和医学成就，标志着我国古代医学发展到了一个新的阶段。他行医的足迹遍及今大江南北，热忱为人民群众治病，深受人民爱戴，被誉为"神医"（图9-2）。

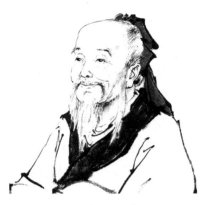

图 9-2　华佗

1. 立志从医　华佗在年轻时，曾到徐州一带访师求学，"兼通数经，晓养性之术"。沛相陈圭推荐他为孝廉，太尉黄琬请他去做官，都被他一一谢绝。他不忍心袖手旁观人民的疾苦，立志从事医学事业。他认真阅读和研究了大量医学典籍，同时广泛搜集民间医方，加以整理和总结，终于掌握了广博的医学知识和高超的医疗技术，专志于医药学和养生保健术。他行医四方，足迹与声誉遍及今安徽、江苏、山东、河南等省。华佗特别擅长外科手术，已经能够成功地进行诸如腹腔肿物摘除、胃肠吻合等大手术，在当时的战乱环境下救治了很多病人。为了减轻和消除病人的剧烈疼痛，他还发明了麻沸散，用酒冲服，对病人施行全身麻醉。华佗一生坚持在民间行医。他医术高超，医德高尚，享有很高的声望，被称为"神医"。

2. 发明麻沸散　一次，华佗在鲁南地区为一个胳膊上生了毒疮的小孩动手术。那孩子连蹦带跳，疼得死去活来。这件事深深触痛了华佗的心。他想：要是有一种药能让病人止痛，那该多好啊！一天，几个小伙子抬来一个昏迷不醒的汉子，求华佗医治。华佗问："这人伤在哪里？""他被人打断了肋骨！"一个小伙子忙说。华佗给伤者解开衣服一看，左胸下血肉模糊，肋骨都露出来了。他让小伙子们按住伤者，然后忙用药水擦洗伤口，开始动手术。这时华佗才发现，整个手术过程中，那人不仅没有挣扎，连一声呻吟都没发出。忽然，一股酒气扑鼻而来。一问，原来那伤者喝得酩酊大醉，这时还酣睡在梦中呢。这一例手术给华佗启发极大。只要制成一种药让病人服下后能像醉酒一样睡着，手术就顺利得多了，而且病人也不会特别痛苦。华佗开始研究麻醉剂。经过一次次的试验、改进，一种用浓酒配制的中药麻醉剂——麻沸散制成了。

一次，一个船夫肚子痛得直打滚，经华佗诊断是他的脾溃烂了，必须割掉。船夫同意后，华佗取出一包麻沸散，放到酒里搅匀后让他喝下。不多会儿，船夫就迷迷糊糊、昏昏沉沉地失去了知觉。华佗做手术切去了他已溃烂的脾。船夫醒来后肚子不那么痛了，又经过华佗一个月左右的精心调治，最终恢复了健康。

3. 心理疗法 华佗还善于应用心理疗法治病。有一郡守得了重病，华佗去看他。郡守让华佗为他诊治，华佗对郡守的儿子说："你父亲的病和一般的病不同，有瘀血在他的腹中，应激怒他让他把瘀血吐出来，这样就能治好他的病，不然就没命了。你能把你父亲平时所做过的错事都告诉我吗？我传信斥责他。"郡守的儿子说："如果能治好父亲的病，没有什么不能说的！"于是，他把父亲长期以来做过的不合常理的事情，全都告诉了华佗。华佗写了一封痛斥郡守的信，把信留下他就走了。郡守看信后大怒，派捕吏捉拿华佗，没捉到，郡守盛怒之下吐出一升多黑血，他的病就好了。

4. 曹操头风病 华佗由于治学得法，医术迅速提高，名震远近。正当华佗热心在民间奉献自己的精湛医术时，崛起于中原动乱中的曹操闻而相召。原来曹操早年得了一种头风病，中年以后日益严重。每发，心乱目眩，头痛难忍。诸医施治，疗效甚微。华佗应召前来诊视后，在曹操胸椎部的膈俞穴进针。片刻曹操便脑清目明，疼痛立止，因此十分高兴。但华佗却对他如实相告："您的病，乃脑部痼疾，近期难于根除，须长期攻治，逐步缓解，以求延长寿命。"曹操听后，以为华佗故弄玄虚，因而心中不悦，只是未形于色。他不仅留华佗于府中，还不允许他为百姓治病，强迫他做了侍医。华佗不愿专门为个别统治者服务，一心只想为更广泛的人民群众治病，便借口妻子有病，请假回家，且屡次催促而不返。这下惹恼了曹操，曹操派人去察看，发现是假，就把他逮捕下狱，后竟然杀之。

三、孙思邈：寒秋涉水，大医精诚

孙思邈(541—682 年)，京兆华原(今陕西省铜川市耀州区)人，唐代医药学家、道士，被后人尊称为"药王"（图9-3）。孙思邈十分重视民间的医疗经验，不断积累走访，及时记录下来，终于完成了他的第一

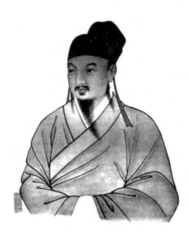

图 9-3　孙思邈

部医药学巨著《备急千金要方》。他把贫苦农民和病患者的疾苦看成自己的疾苦，一心一意为他们服务。主张若有疾厄者来求救时，医生不能先顾虑自己的得失而瞻前顾后，宁肯自己跋山涉水、饥渴疲劳，也要去救治等待医诊的病人。

1. 火烧涧沟水　孙思邈的家乡孙家塬村南边有一条涧沟，水流湍急。为给沟那边的群众治病，孙思邈不顾激流险阻，不顾深秋河水的冰冷，时常蹚水过河。传说天神为了让孙思邈给对岸的病人治病，在他过河时，用火把水烧干，待他过去了再复原。这虽然有神话的色彩，却体现了孙思邈长期为劳动人民"济疾解危，一心赴救"的精神，因而赢得了广大人民群众的尊敬和爱戴。

2. 锯末治腹痛　孙思邈刚开始行医时，就在家乡孙家塬村。有一次，邻里的一对中年夫妇抱着小孩，急急忙忙地找他看病。小孩呕吐不止，手捂腹部喊痛，父母慌得不知所措。孙思邈仔细诊断后，认为是受寒而得。这时看到旁边有一堆锯末，他忽然有所醒悟：檀香木理气止痛，其锯末也有同样效果。于是他抓了一把锯末，让患儿的父亲加点生姜作为引子，熬药让患儿服下。这对夫妇半信半疑地回到家，照孙思邈说的方法煎药，孩子喝了后，果然呕停痛止，病很快就好了。夫妇俩高兴地逢人就说，孙思邈医术高明，救了他们家小孩的命。从此孙思邈在乡里声名大振，得到周围村庄乡亲们的信任，一有病便纷纷前来找他就医。

3. 用葱叶导尿　华原县城东街的张先生患小便不利，听医生说是喝水太少引起的，因此他就大量饮水，结果腹部憋胀，最后竟至小便点滴

不出。其他医生对此毫无办法，最后找到了孙思邈。孙思邈仔细观察病情，询问治疗经过，最后认定张先生所患的是"癃闭"，是由于尿道不通所致。如何治疗呢？孙思邈突发奇想，能不能从尿道插进一根管子，尿肯定会排出来。可是狭窄的尿道，该用哪种管子呢？急得他从院子里踱到门外，忽然看见有个小孩吹着葱叶玩，他顿时有了主意，急忙到邻家取来一把小葱，挑出一根既细又长的切去小尖，小心翼翼地顺着尿道插进，并像小孩一样用劲一吹，果然患者的尿液从葱叶中流了出来，腹部憋胀马上得到缓解，病情随之痊愈。病人直起身来，连连向孙思邈道谢说："救命之恩，当终生难忘。"从此，孙思邈的名声在民间越传越远。"葱叶导尿"被记载在了他的《备急千金要方》中，这是我国记载最早的导尿方法，也是导尿管从此产生的缘由。

4. 擅治脚气病 隋唐时期由于南粮北运，即大米北行，人们少吃粗粮，而当脚部受潮湿之气侵袭，就会出现发痒糜烂而得脚气病。仅在脚部还好治疗，一旦湿毒随着血液循环上逆，就会导致"脚气攻心"。孙思邈经过详细观察，长期探索，采访民间验方，用谷皮（即椿树皮）煮汤调粥常服来预防脚气；用苍术、防己、细辛、犀角、蓖麻叶、蜀椒、防风、吴茱萸等药来治疗脚气。这些具有奇效而又简单的防治方案，解除了脚气病患者的痛苦。

第二节　医术——名医的治学精神与精湛医术

一、张仲景：勤求古训，博采众方

张仲景（约 150—219 年），名机，字仲景，东汉南郡涅阳县（今河南南阳）人。其父亲张宗汉是个读书人，在朝廷做官，使他从小有机会接触到许多典籍。他也笃实好学，博览群书，一次他在史书上看到扁鹊望齐桓侯而知病的故事，对扁鹊高超的医术非常钦佩，从此他对医学产生了浓厚的兴趣。仲景在伤寒方面的建树颇深，《伤寒杂病论》就是他的不朽之作，是我国医学史上影响深远的古典医著之一，也是我国第一部临床治疗学方面的巨著。这部巨著的问世，标志着我国临床医学和方剂学发展到较为成熟的阶段，成为后世医家人人必读的重要医籍。张仲景也因对医学的杰出贡献被后人尊称为"医圣"（图9-4）。

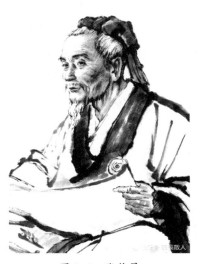

图9-4　张仲景

1. 自幼研医，广治于庭　汉桓帝延熹四年（161），张仲景10岁左右时，就拜同郡名医张伯祖为师，学习医术。张伯祖性格沉稳，生活简朴，对医学刻苦钻研，每次给病人看病、开方，都十分精心，深思熟虑。经他治疗过的病人，十有八九都能痊愈，因而很受百姓敬重。张仲景跟他学医非常用心，无论是外出诊病、抄方抓药，还是上山采药、回家炮制，从来不怕苦不怕累。张伯祖非常喜欢这个学生，把自己毕生行医积累的丰富临床经验，毫无保留地传给了他。他对民间喜用的针刺、灸烙、温熨、药摩、坐浴、洗浴、润导、浸足、灌耳、吹耳、舌下含药、人工呼吸等多种具体治法都一一加以研究，广积资料，很快便成了一位非常有名气的医生，以至"青出于蓝而胜于蓝"，超过了他的老师。

在封建时代，做官的不能随便进入民宅，接近百姓，可是不接触百姓，就不能为他们治疗，自己的医术也就不能长进。身为长沙太守的张仲景对前来求医者总是热情接待，细心诊治，从不拒绝。开始他是在处理完公务之后，在后堂或自己家中给人治病；后来由于前来治病的人越来越多，使他应接不暇，于是张仲景想了一个办法，择定每月初一和十五两天，大开衙门，不问政事，让有病的百姓进来，他端端正正地坐在大堂上，挨个地仔细为百姓诊治。老百姓对此无不拍手称快，对张仲景更加拥戴。时间久了便形成惯例，每逢农历初一和十五的日子，他的衙门前便聚集了来自各方求医看病的群众，甚至有些人带着行李远道而来。这一举动，被传为千古佳话。后来，人们为了纪念张仲景，便把坐在药店内治病的医生通称为"坐堂医"。

张仲景看到百姓对他非常信任，在医术上更加精益求精，不断探索。他大量采集民间验方，认真研究。有时甚至不畏路途遥远，拜师取经。有一次他听说襄阳城里同济堂有个绰号"王神仙"的名医，对治疗扼背疮很有经验。他立即带着行李，长途跋涉几百里，去拜"王神仙"为师，对"王神仙"在药性、医道各方面的独到之处都用心学习研究，获益很大。

2. 乱世立志，精研伤寒　东汉时期瘟疫盛行，桓帝时大疫 3 次，灵帝时大疫 5 次，献帝建安年间疫病流行更甚。成千上万的人被病魔吞噬，以致造成了十室九空的空前劫难。张仲景的家族本来是个大族，人口多达 200 余人。自从建安初年以来，不到 10 年，有 2/3 的人因患疫症而死亡，其中死于伤寒者竟占 7/10。当时更多的医生，虽师承名医，却不思进取，因循守旧，不精心研究医方、医术以解救百姓的病痛，而是竞相追逐权势荣耀，忘记了自己的本分。还有一些庸医更是趁火打劫，不给病人认真诊脉，"按寸不及尺，握手不及足"，和病人相对片刻，便开方抓药，只知道赚昧心钱。张仲景对这些人非常气愤，痛加斥责，他决心要控制瘟疫的流行，根治伤寒病。他仔细研读《素问》《灵枢》《难经》《阴阳大论》《胎胪药录》等古代医书，还虚心地、不失时机地向别的郎中学习，对前人留下来的治病原则认真地加以研究，从而提出"六经论伤寒"的新见解，写下了《伤寒杂病论》这一中医临床经典著作，确立了融理、法、方、药于一体的辨证论治体系。该书问世以后，由于兵燹战乱，原著不久即告散失。后人分别搜集其中的伤寒部分和杂病部分，整理成两部书，即现今流传的《伤寒论》和《金匮要略》。《伤寒论》著论 22 篇，记述了 397 条治法，载方 113 首；《金匮要略》共计 25 篇，载方 262 首。

3. 神奇的五谷杂粮方　从前，一些郎中们只把医术传给自己的子孙，从不外传。那时南阳有个名医叫沈槐，已经 70 多岁了，还没有子女。他整天惆怅后继无人，饭吃不下，觉睡不着，慢慢地就忧虑成疾。当地的郎中们来给沈槐看病，都因畏惧他而谁也看不好。沈老先生的病越来越重了。张仲景知道后直奔沈槐家来，察看了病情，确诊是忧虑成疾，马上开了一个药方：用五谷杂粮面各1斤，做成丸，外边涂上朱砂，让病人一顿食用。沈槐知道了这个方子，觉得好笑，命家人把那五谷杂粮面做成的药丸挂在屋檐下，逢人就指着这药丸把张仲景奚落一番。亲戚来看他时，他笑着说："看！这是张仲景给我开的药方。谁见过五谷杂粮能医病？笑话！笑话！"朋友来看他时，他笑着说："看！这是张仲景给我开的药方。谁一顿能吃五斤面，真滑稽！滑稽！"同行的郎中来看他时，他笑着说："看！这是张仲景给我开的药方。我看几十年病，听都没听说过，嘻嘻！嘻嘻！"他一心只想这件事可笑，忧心多虑的事全抛脑后了，不知不觉地病就好了。这时，张仲景来拜访他，说："恭喜先生的病好了！学生斗胆。"沈槐一听恍然大悟，又佩服、又惭愧。张仲景接着又说："先生，我们做郎中的，就是为了给百姓造福，祛病延年，先生无子女，我们这些年轻人不都是你的子女吗？何愁后继无人？"沈槐听了，觉得很有道理，内心十分感动，从此就把自己的医术全部传授给了张仲景和其他年轻的郎中。

4.巧治妇人脏躁　张仲景挂冠归里之后，便在家乡行医，为百姓治病。时至金秋时节，他到伏牛山去采药。一天傍晚时分，来到一个叫侯家冲的村子，见有几个人在叽叽喳喳说着什么鬼魂附身的事，他正要走上前去问个明白，谁知那几个人看见来了生人，便不说了。此时，他感到肩膀上有人拍了一下，扭头一看，却是同族胞兄张仲文，他又惊又喜，便拉着仲文的手说："想不到在这深山沟碰上大哥，你何时来的呢？"仲文笑笑说："这个鬼世道，城里存不下身，住到这深山老林里图个清静。你不在长沙当太守，跑到这里来干啥？是私访吗？"仲景苦笑着摇摇头，说："我回家来给父老乡亲看看病，比官场强百倍。我这次进山是边采药边为人治病。刚才听他们在谈论什么鬼魂附身，我想问问，是不是庄上有这种事呢？"仲文一听他问及此事，忙将他拉到一边小声说道："仲景，我知你跟咱叔父学了一身治病的本事，可这鬼魂附身不是你能治的，千万不要多管闲事。"说着用手指了指西边的草房，"时下请来的王神仙正在屋子里作法，为新娘子驱赶附身的鬼魂呢！""噢！"仲景点点头，又问道："新娘子鬼魂附身，你也相信吗？""耳听是虚，眼见为实。我活这么大岁数，也是头一遭遇到这种怪事。"于是，便一五一十地将新娘鬼魂附身的事对仲景说了。

原来，庄上的侯老汉为儿子娶媳妇，中午招待亲朋好友。大家正在喝喜酒的兴头上，不料新娘子突然又哭又笑，还学着村子里不久前刚死去的一个女子的腔调，诉说着冤屈。这突如其来的一幕，把众人吓得一哄而散。仲景听了大哥的话后，说："世上无鬼神，哪有什么鬼魂附身。新娘的病很可能是脏躁。看来，那个王神仙这次恐怕要出丑了，我倒是能治的。""仲景，时下人们信巫不信医，你就是能治，现在也不能去。你先到寒舍住下，明天看看情况再说。"仲文用手指着不远处的一棵老槐树说，"那树旁的草棚便是寒舍，你我弟兄多年不见，今晚要一醉方休。"仲景笑着点点头，说："就依大哥之见。"

第二天上午，仲文先去病人家打听情况；回来后对仲景说："王神仙不但没有赶走鬼魂，反而使新娘子受了惊吓，病情越发加重。我跟他们说了，南阳来了个名医，会治这种病。侯老汉让我请你快去救救他儿媳妇的命！""好，好。"仲景便随仲文向侯老汉家走去。仲景进得屋来，那痴痴坐在床上的新娘却猛然跳了起来，大呼："有鬼！有鬼！"吓得婆母连忙抱着儿媳。仲景笑笑，说道："姑娘，青天白日，哪有什么鬼啊！我是个郎中，你心中有啥不顺心的事？身上有何不舒服？说出来，我给你治治就好了。""我没病！我没有病啊！"新娘说着又哭泣起来，嘴里呜里哇啦地不知说些什么。仲景见状，便让侯老汉取来小麦、红枣，又让家人去买来甘草，配好药量后，煎汤让新娘服下。到天快黑时，新娘不哭不闹了，安安生生地睡了一夜。随后，仲景又加了几味养心安神药物，新娘服用几天后，病便好了。侯老汉看媳妇的病好得这样快，说："先生，你真是降伏鬼魂的神医啊！"仲景一听，哈哈大笑，说："新娘得的是脏躁，哪有什么鬼魂附身。这是因情志受到刺激引起的精神失常，以后要注意她的情绪变化，不要再伤着，免得再犯病。"侯老汉连连说道："是，是，定记住先生的话。"

二、李时珍：亲试百草，终成巨著

李时珍（1518—1593 年），字东璧，晚年自号濒湖山人，湖北蕲春县蕲州镇东长街之瓦屑坝（今博士街）人，明代著名医药学家（图9-5）。他的父亲李言闻是当时的名医，那个年代民间医生地位低下，生活艰苦，其父不愿李时珍再学医药。然而李时珍自幼热爱医学，并不热衷科举，常跟随父亲去充当诊所的道士观"玄妙观"中，一面行医，一面誊抄药方。他耳濡目染，对行医的知识技能越来越熟，兴致也越来越浓，常常偷空放下八股文章，翻开父亲的医书，读得津津有味。

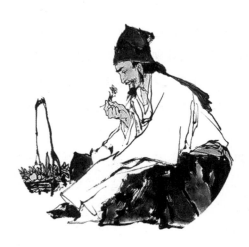

图 9-5　李时珍

李时珍 23 岁弃儒学医，随其父钻研医学，医名日盛。明世宗嘉靖三十一年（1552），他着手开始编写《本草纲目》，以《证类本草》为蓝本，参考了 800 多部书籍。嘉靖三十七年（1558），李时珍辞官返乡后坐堂行医，致力于对药物的考察研究，在此期间，他以自己的字——东璧为堂号，创立了东璧堂。从嘉靖四十四年（1565）起，他多次离家外出考察，足迹遍及湖广、江西、直隶等地的许多名山大川，弄清了许多疑难问题。经过 27 年的长期努力，于明神宗万历六年（1578）完成《本草纲目》初稿，时年李时珍 61 岁。以后又经过 10 年时间的 3 次修改，前后共计 40 年，终于撰成《本草纲目》。全书共 16 部、52 卷，约190 万字。书中收纳诸家本草所收药物 1518 种，在前人的基础上增收药物 374 种，合 1892 种，其中植物药 1195 种；共辑录古代药学家和民间

走进中医——中医药文化知识必读手册

单方 11096 则；书前附药物形态图 1100 余幅（图 9-6）。这部我国古代最伟大的药学著作，吸收了历代本草著作的精华，尽可能地纠正了以前的错误，补充了不足，并有很多重要发现和突破，是到 16 世纪为止中国最系统、最完整、最科学的一部医药学著作。

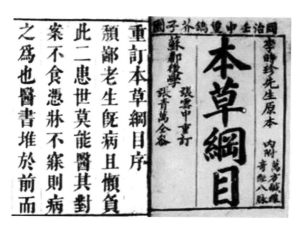

图 9-6　《本草纲目》

1. 喜读医书，年幼断证　一天，李时珍的父亲李言闻应病家之邀，带着长子出诊去了，玄妙观中只剩下时珍一人。这时，来了两位病人，一个是火眼肿痛，一个是暴泄不止。李时珍思索了半晌，告诉病人他的父亲要到晚上才能回来，要不先给开个方子试试。那泻肚子的病人难受极了，就同意了。李时珍便果断地开方取药，打发病人走了。李言闻回到家中，听说小儿子为病人开了药方，心一下子提到了嗓子眼儿上。详细问过病人的情况并看了药方后，他这才知道，儿子不仅读了不少医书，还能在治病实践中加以运用，对证下药，确实是块当大夫的材料，心中不觉又惊又喜。

2. 精研药性，潜心本草　李时珍 20 岁那年，蕲州发生了一场严重的水灾。洪水刚过，瘟疫开始蔓延。这天，李时珍正在诊病，突然一帮人闹闹嚷嚷地拉着一个江湖郎中涌进诊所。为首的年轻人愤愤地告诉李时珍，他爹吃了这江湖郎中开的药，病没见好，反倒重了。原来是郎中按照《日华本草》的记载把漏蓝子和虎掌混为一谈，导致药物被错误地使用。不久，又有一位医生为一名精神病人开药，用了一味叫防葵的药，病人服药后很快就死了。还有一个身体虚弱的人，吃了医生开的一味叫黄精的补药，也莫名其妙地送了性命。原来，几种古药书上，都把防葵和狼毒、黄精和钩吻说成是同一药物，而狼毒、钩吻毒性都很大。毫无疑问，古医药书籍蕴含着丰富的知识和宝贵的经验，但也确实存在着一些漏误。若不及早订正，医药界以它们为凭，以讹传讹，轻者耽误治病，重者害人性命。

34岁的李时珍着手按计划重修本草。他精研药性，以身试药，对于道听途说的知识他一定亲验过才确认。有人说，北方有一种药物，名叫曼陀罗花，人吃了以后会手舞足蹈，严重的还会麻醉。李时珍为了寻找曼陀罗花，离开了家乡，来到北方，终于发现了独茎直上，高有四五尺，叶像茄子叶，花像牵牛花，早开夜合的曼陀罗花。为了掌握曼陀罗花的性能，他亲自尝试后记下"割疮灸火，宜先服此，则不觉苦也"的笔记，并证实单独使用大豆不可能起解毒作用，如果再加上一味甘草，就有良好的效果。蕲蛇，即蕲州产的白花蛇，这种药有医治风痹、惊搐、癣癞等功用，李时珍追根究底，要亲眼观察蕲蛇，于是请捕蛇人带他上了龙峰山上。龙峰山有个狻猊（suānní）洞，洞周围怪石嶙峋，灌木丛生，蕲蛇缠绕在灌木的石南藤上，吃石南藤的花叶。在捕蛇人的帮助下，李时珍终于亲眼看见蕲蛇，并看到了捕蛇、制蛇的全过程。于是《本草纲目》写到白花蛇时，说得简明准确。

明世宗嘉靖三十年（1551），李时珍33岁时，因治好了富顺王朱厚焜儿子的病而医名大显，被武昌的楚王朱英裣聘为王府的"奉祠正"，兼管良医所事务，后又被推荐到太医院工作。这期间，他积极地从事药物研究工作，经常出入于太医院的药房及御药库，认真仔细地比较、鉴别各地的药材，搜集了大量的资料；同时还有机会饱览了王府和皇家珍藏的丰富典籍，包括《本草品汇精要》。与此同时，他从宫廷中获得了当时有关民间的大量本草相关信息，并看到许多平时难以见到的药物标本，开阔了眼界，丰富了知识。此外，他还仔细观察了国外进口的及国内贵重药材，对它们的形态、特性、产地都一一加以记录。

李时珍潜心研究、亲自考证，在批判继承的基础上推陈出新，"发前人未到之处"，这种精神贯穿于他的全部研究活动中。他对药物采用亲自采集、仔细观察，以得其真的方法，获得很大成功，终成巨著《本草纲目》。

3. 虚心学习民间经验　李时珍躬亲实践，广泛地向劳动人民学习，注意调查研究。他从猎户口中知虎骨有强志壮神之功能，从菜农处明确芸苔即油菜，从工人处学得防止采矿中毒之法；山人、渔翁、农夫、皮匠、猎户，都是他的老师。这使他从调查研究中获益匪浅。关于豨莶一药，众说纷纭，有谓似酸浆，有说为苍耳，有曰即地菘；李时珍经过广泛地查询、比较，得出豨莶即猪膏母的确切结论，因此将其品种写入本草。一次，在他回家的路上，投宿在一个驿站，遇见几个替官府赶车的马夫，围着一个小锅，煮着连根带叶的野草。李时珍上前询问，马夫告诉他，他们赶车人整年累月地在外奔跑，损伤筋骨是常有之事，如将这药草煮汤喝了，就能舒筋活血。这药草原名叫"鼓子花"，又叫"旋花"，李时珍将马夫介绍的经验记录了下来：旋花有"益气续筋"之用。

李时珍一路考察，一路为父老乡亲们治病，深受人们尊敬与信赖。有位老婆婆，患习惯性便秘达 30 年之久，虽多方治疗，终不见效。李时珍运用从民间学来的偏方，以适量的牵牛子配成药，很快就治好了她的病。还有个妇女鼻腔出血，一昼夜都止不住，怎么治也不见效。李时珍用大蒜切片敷贴患者足心，不大工夫血就不流了。这个方子，也是他从民间采得的。

4. 能断生死　李时珍临证推崇张元素，重辨病证，立法严谨，用药得当。他在治疗时或化裁古方，或自组新方，或用民间单验方，多有良效。他的诊病能力也非常高明，具有断死生之能。

一天，李时珍和大徒弟王广和来到湖口，见一群人正抬着棺材送葬，而棺材里直往外流血。李时珍上前一看，见流出的血不是瘀血而是鲜血，于是赶忙拦住人群，让抬棺材的人停下来，众人听了，面面相觑，不敢相信。李时珍看出了大家的心思，反复劝说，终于使主人答应开棺。他先是对棺内的妇人进行了一番按摩，然后又在其心窝处扎了一针，不一会儿，就听见棺内的妇人轻轻哼了一声，醒了。不久之后，这名妇女又顺利产下一个儿子，原来她是因难产而陷入假死。

李时珍还可以"活人断其死"。一天，有家药店老板的儿子大吃大喝后，纵身翻越柜台，请李时珍诊脉。李时珍告诉他："小兄弟，你活不了三个时辰了，请赶快回家去。"众人都不信，那个药店老板的儿子更是大骂不止。果不其然，不到三个时辰，这个人便死掉了。原来是此人吃饭过饱，纵身一跳，肠子断了，内脏受损。

三、叶天士：谦恭好学，贯彻古今

叶桂（1666—1745），字天士，号香岩，别号南阳先生，江苏吴县（今江苏苏州）人（图9-7）。叶桂少承家学，12岁时随父亲学医，父亲

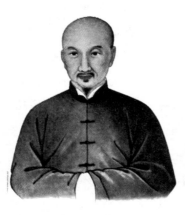

图9-7　叶天士

去世后便开始行医应诊，同时拜父亲的门人朱某为师，继续学习。他聪颖过人，"闻言即解"、一点就通，加上勤奋好学、虚心求教，见解往往超过教他的朱先生，在医术上突飞猛进，不到30岁就医名远播。除精于家传儿科，在温病一门独具慧眼、富于创造之外，叶天士可谓无所不通，并在许多方面有其独到的见解和方法。在杂病方面，他补充了李东垣《脾胃论》详于脾而略于胃的不足，提出"胃为阳明之土，非阴柔不肯协和"，主张养胃阴；在妇科方面，他阐述了妇人胎前产后、经水适来适断之际所患温病的证候和治疗方法；此外，他对中风一证有独到的理论和治法，还提出久病入络的新观点和新方法；如此等等，不一而足。叶桂生前伤病盈门、日日忙于诊治病人，无暇亲笔著述。他留给后学者的宝贵医学著作，全部都是他的门人和后人搜集、整理的结果。其主要著作有《温热论》《临证指南医案》《未刻本叶氏医案》等。

1. 博览群书，谦虚治学　叶桂从小熟读《内经》《难经》等古医籍，

对历代名家之书也旁搜博采。他信守"三人行必有我师"的古训，只要比自己高明的医生，他都愿意行弟子礼，拜之为师；一听到某位医生有专长，就欣然而往，必待学成后始归。山东有位姓刘的名医擅长针术，叶桂想去学但没人介绍。一天，那位名医的外甥赵某因为舅舅治不好他的病，就来找叶桂。叶桂专心诊治，几副药就治好了。赵某很感激，同意介绍叶桂改名换姓去拜他舅舅为师。叶桂在那里虚心谨慎地学习。一天，有人抬来一个神智昏迷的孕妇。刘医生脉诊后推辞不能治。叶桂仔细观察，发现孕妇患的是"转胞"（孕妇因胎儿压迫膀胱而脐下急痛、小便不通之证），因而痛得不省人事。他就取针在孕妇脐下刺了一下，叫人马上抬回家去。到家后胎儿果然产下。刘医生很惊奇，详加询问才知道这个徒弟原来是大名鼎鼎的叶桂，心中很感动，就把自己的针灸医术全部传授给了他。叶桂从12岁到18岁，先后拜过师的名医就有17人，其中包括周扬俊、王子接等著名医家，无怪后人称其"师门深广"。

叶桂孜孜不倦，而且谦逊向贤，博览群书，他觉得"学问无穷，读书不可轻量也"，虽身享盛名，而手不释卷，后人也说他"固无日不读书也"。他虚怀若谷，善学他人长处。母亲患病，他总治不好，于是遍请城内外名医，也不见效。他便问仆人："本城有无学问深而无名气的医生？"仆人说："后街有个章医生，常夸自己医术比你高明，但请他看病的人寥寥无几。"叶桂吃惊地说："出此大言，当有真才实学，快请来！"仆人请章医生时说："太夫人病势日危，主人终夜彷徨，口中反复念着'黄连'。"章医生到叶天士家诊视老太太后，细看过去的药方，很久才说："药、证相合，理当奏效。但病由热邪郁于心胃之间，药中须加黄连。"叶桂一听便说："我早就想用黄连，因母亲年纪大，恐怕会灭真火。"章医生说："太夫人两尺脉长而有神，本元坚固。对症下药，用黄连有何不可？"叶桂很赞同，结果两剂药病就好了。以后叶桂便常对人说："章医生医术比我高明，可以请他看病。"

叶桂对学问的研究严谨精细，他博览群书、学究天人，使医术和学术相得益彰。无论其医学理论，还是治学态度，都是值得后人珍惜和学习的宝贵遗产。特别是他那种谦恭好学、改名换姓求师学艺的精神，永远是后世习医者的光辉典范。

2. 温病学奠基人　清代以前，中医论治热病大都用《伤寒论》的方法。然明末清初的吴有性著《温疫论》，才把伤寒与温疫分别对待。叶桂首次阐明温病的病因、感受途径和传变规律，明确提出"温邪"是导致温病的主因，突破了"伏寒化温"的传统认识，从根本上划清了温病与伤寒的界限。叶桂所著《温热论》，为我国温病学说的发展提供了理论和辨证的基础。他首先提出"温邪上受，首先犯肺，逆传心包"的论点，概括了温病发展和传变的途径，成为认识外感温病的总纲；还将温病病变的发展分为卫、气、营、血4个阶段，作为辨证施治的纲领；在诊断上则发展了察舌、验齿，以及辨斑疹、白㾦等方法。

叶桂最擅长治疗时疫和痧痘等病证。当地城郊有一位富商，中年得子，十分宠爱。不料第二年春天，孩子身上起了痘子（俗称红花疹）。先是发热哭闹，后来竟昏迷不醒。富商略懂医术，知道这是病邪内陷引起的痘闭，属于逆证，很难医治，甚至有生命危险。他正急得像热锅上的蚂蚁，忽然想到了叶桂，此病除了叶桂再无他医救得，于是像溺水人抓住了救命草。可叶桂是当今名医，能屈尊大驾到乡下来吗？他急中生智，听人说叶桂好斗蟋蟀，便买了几个"饶将"，分别放在精致的盒子里，找上叶桂的门来，要和他的"勇士"斗个输赢。结果是两军对垒，各有胜负。富商不服气，说家里还有一位十分厉害的"黑元帅"，可以说交起战来天下无敌。一句话惹得叶桂兴起，马上同富商到他家。这时，富商才说出实情，并望叶桂能原谅他因救子心切而不得已用的激将法。叶桂毫不怪罪，只说："救人要紧！救人要紧！"当他看到孩子浑身的斑疹混浊且凹陷时，大吃一惊，忙叫富商找了十余张新油漆的桌子，然后把孩子的衣服脱光，放在头一张桌子上用手辗转揉搓。待十余张桌子都用过，已到了五更天。这会儿，孩子终于"哇"地哭出声来，浑身的痘子也全发了。富商见孩子起死回生，对叶桂感激不尽，又赠金，又赠银，但叶天士推辞不要，终因盛情难却，才拿了一盒蟋蟀并连夜赶回城去。

3. 奇术疗暴盲　史书称叶天士"切脉望色，如见五脏""治病多奇中"，十分神奇。他自己也说："病有见证，有变证，必胸有成竹，乃可施之以方。"据史载，清代潘宪向为京官，而清代京官并无多大实权，极想外任，所以潘宪向听说要到苏州外任，暴喜而盲，于是他急忙差人去请名医叶桂疗疾。叶桂在了解了他发病的详情之后，便说："我是一方名医，怎能如此请我？必须备全副仪仗来，方可前往。"差人回禀，潘宪向听后大怒，众人劝他暂且依允名医要求，若治不好目疾，重罚不迟。于是，潘宪向令仪仗相迎，但谁也未想到，叶桂并不去，并告诉来人："去回禀大人，必须由潘夫人亲自请！"潘宪向闻后怒不可遏，咆哮如雷。奇怪的是，此时的潘大人怒气未消，而目却忽明。众人难解，叶桂却已匆匆赶到潘府请罪来了，他对潘宪向说："我并非无礼得罪大人，而是为了治好大人的病。"《内经》认为，心藏神，过度兴奋和喜乐伤神，暴喜将心神荡散，可致暴盲；怒为阳胜，喜为阴胜，阴胜制阳，阳胜制阴。叶桂运用这一理论，故意让潘大人暴怒，以阳制阴，阴阳平衡，暴盲得以消散。潘宪向由怒转喜，尽释前疑，并重礼相酬。叶天士的奇术奇在不药而愈，于是他"以阳治阴，奇术疗暴盲"的佳话很快传遍苏州城内外。

4 真假药方治难产 叶桂在治疗疑难杂病方面的故事趣闻相传至今，人们无不拍案称奇。邻居家的一个妇人难产，别的医生已经处好了药方，然而未见明显疗效。她的丈夫拿着处方来问叶桂，叶桂在处方上加一片梧桐叶做引子，婴儿立刻就产下来了。还有一个孕妇难产，因别的医生治不好，勉强支撑着去找叶天士求救。当时叶桂正在下棋，他随便瞅了孕妇一眼，不屑地哼了一声，继续埋头与人对弈。孕妇流着眼泪，再三哀求，连叶桂的棋友也不忍心了，帮孕妇说话。不料把叶天士说火了，顺手举起棋盘，"叭"的一声甩到地上，棋子顿时撒得四处都是。然后他又声色俱厉地对孕妇说："病来如山倒，病好如抽丝，你急什么？给我把棋子捡起来！"孕妇因有求于他，只好忍气吞声地把棋子一一捡起。叶桂此时忽然大笑起来，对孕妇说："好，好，这回孩子自然会顺利地生下来了。"说得那孕妇半信半疑地赶回家中，果然应了叶天士的话，很快就顺利地分娩了。叶桂的棋友又钦佩又诧异，问起拾棋子居然能治难产的奥妙。叶桂说："动之石，不长苔藓。我一眼就看出那妇人是'捧心胎'，当她拾棋子时，佝偻了很久，胎儿的手靠她的运动之力，已离其心窝，所以不得赖在娘肚子里不出来了！"一阵话说得对方哑然失笑："你刚才好一场真真假假的把戏，连我也给蒙住了。"

第三节　医名——名医的声望与影响力

一、萧龙友：慧眼识病，名噪一时

萧龙友（1870年2月13日—1960年10月20日），名方骏，字龙友，别号息翁，1949年后改为不息翁，四川省三台县人。他曾考中清朝拔贡，是当时京城的名医（图9-8）。新中国成立后萧龙友曾任中医研究院学术委员会委员、名誉院长，中央文史研究馆馆员。他的一生，为中医事业作出了巨大贡献。在中医遭受危厄之际，他挺身而出，逆流而上，兴办学校，教徒授课，还坚持门诊，并用精湛绝伦的医术作了最好的抗争。他处方精简，用药轻平，疗效卓著，活人无数，已经达到了医之大成者出神入化的境界。其胸怀宽大，谦逊恭谨，更加使其成为医界的楷模。

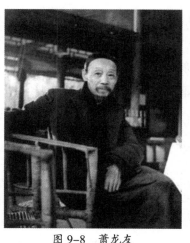

图9-8　萧龙友

1. 行医为民　萧龙友不畏牺牲，一心为民，人称"万家生佛"。1892年，川中霍乱流行，省会成都日死八千人，街头一片凄凉，棺木销售一空。很多医生怕被传染，不敢医治，但年仅22岁的萧龙友不惧灾祸，置个人生死于度外，挺身而出，施医舍药为百姓治病，用中草药进行救治，这是他从医的开始。经此一事，萧龙友声誉鹊起。后来进入仕途之后，他虽忙于官务，却也从未间断过研究医学，不仅精研中医，还对西医学的书籍大量参阅。他在官务繁忙之余行医，诊治疗效依然不减。后来因感到沉浮宦海之中于国于民皆无益处，在1928年国民政府南迁后，萧龙友毅然弃官行医，正式以医为业，并以医为隐，自署为"医隐"，自号"息翁"。

2. 诊病高明　萧龙友治病素以诊断高明而为人所敬重。1916年5月，袁世凯病危，其长子袁克定邀请萧龙友先生入总统府为其诊断。萧龙友切脉后，断定袁世凯的病为尿毒症，必须服药静养，但袁世凯的次子袁克文却坚信西医。弟兄俩意见不合，袁世凯的妻妾十余人也六神无主。延至6月6日，这个做了83天短命皇帝的袁世凯终于一命呜呼。事后，萧萧龙友对人说，袁世凯内外交困，走投无路，活在举国上下一致的声讨中，而尿毒症又必须静养，以袁世凯当时的心情又怎能静得下来？他的死也是命中注定，气数已尽了。1924年，孙中山因国事大计带病北上，病情日趋严重，请了众多医生均不能断其病由。经友人介绍，萧龙友受邀前去为中山先生诊病。他为中山先生诊视后，断为病之根在肝，因知病已入膏肓，非汤药所能奏效，故未处方。中山先生病逝后，经病理解剖，证实了中山先生所患确系肝癌，说明萧龙友诊断无误，一时社会为之轰动。1929年1月，梁启超先生患病尿血，经协和医院检诊，诊断为肾上有病，必须手术切除。梁启超放心不下，又前往萧府求诊于萧龙友。切脉后，萧龙友果断地对梁公说："阁下肾脏无病，切勿轻信洋医的话，应该慎重行事，长服所开中药便可痊愈。"但梁启超坚信西医，仍赴协和医院手术。果不出萧龙友所料，梁启超最终还是死于洋医的手术刀下，后经病理解剖，他的肾完全健康。其子梁思成教授于治丧时，在讣告后所撰梁启超先生传略中将治疗的全过程予以披露，痛斥了庸医杀人的罪行。北京皇城根街陈同孙先生的夫人因产后虚弱，病情十分危急，许多医生感到束手无策，便请来萧龙友为之诊脉。经仔细望、闻、问、切之后，萧龙友尚未处方，这时陈同孙夫人的堂妹骑自行车下学归来，听说名医来看病，她便顺便诊诊脉，说是月事一两个月没来了。萧大夫给这位小姐把了脉后，乘无旁人时，很轻声而又很肯定地对同孙先生说："尊夫人的病，别看十分严重，包在我身上。只是小姐的病不大好治。"陈同孙听了很吃惊，忙问为什么。萧龙友回答说："治疗晚了，体内的瘀血药力已经打不开了。"送走萧龙友，陈同孙先生半信半疑：一个躺在床上已经奄奄一息，倒不要紧；一个尚骑着脚踏车上学，倒十分危险。这如何令人相信呢？精确的诊断等于科学的结论。当时说这话时是端午节前后，不久就炎夏来临，学校放暑假。已是卧床不起的陈夫人在萧龙友多次诊治处方用药后渐渐好了起来。而那位小姐却在暑假中日渐面黄肌瘦，秋季开学便病卧床头，果然在阴历八月上旬去世了。

3. 传承和发扬中医　萧龙友医道精妙，在古都北京，他的大名妇孺皆知，受到各阶层人士的推崇和信赖，被誉为北京四大名医之冠。当时有一句话，"南有陆渊雷，北有萧龙友"。就连当时的德国医院（今北京医院）的德国医学博士狄博尔，对萧大夫的医术也相对看好。如遇到他们所谓的疑难杂症，像大脑炎、发热病、子宫瘤、糖尿病等西医难以取效者，往往邀请萧龙友去他们医院会诊。在这之前，中医师能进入西医院会诊尚无先例。萧龙友十分擅长以小方治大病，单纯使用中药，便可解决这些疑难问题。当时西学东渐之风甚重，西医的出现对中医冲击很大，社会上也对中医有很多歧视。中医不但没有自己的医院，甚至没有资格进出医院，更不用说在西医医院内服用中药了。然而，由于当时知名的德国医院对于萧龙友先生的礼遇，人们不得不承认中医的高明之处。萧龙友凭借精湛的医术，博得了西医界的尊重和信任。萧龙友先生是一位大医，他时时心念中医，十分忧心中医的存亡。在中医最为危难的时期，他与孔伯华先生共同创办了北京国医学院，亲临讲坛，不计报酬，一心培育中医的接班人才，并在经费困难时慷慨解囊，甚至同孔伯华一起出门诊，集资办校。历时十余年，在极其艰难的环境下，他们培养出数百名学员，都成了下一代中医的中坚人才。他们的这些义举，对中医事业的延续和发展起到了极为重要的作用，他们是坚定的中医事业的传承和发扬者。

二、蒲辅周：善用运气，立竿见影

蒲辅周（1888年1月12日—1975年4月29日），现代中医学家，四川梓潼人，曾任中医研究院副院长，并曾任全国政协第三、四届常委，第四届全国人大代表等职。他长期从事中医临床、教学和科研工作，精于内、妇、儿科，尤擅治热病；熔伤寒、温病学说于一炉，经方、时方合宜而施。在几次传染病流行时，他辨证论治，独辟蹊径，救治了大量危重患者，为丰富、发展中医临床医学作出了宝贵的贡献。在他70多年的医疗生涯中，始终以振兴中医学为志，精研医理，博览兼收，治学严谨，精益求精。他的医术精湛，医德高尚，理论渊博，为千万患者解除了病痛，周恩来总理称赞他"高明的医生，又懂辩证法"，实为当代杰出的中医临床家（图9-9）。

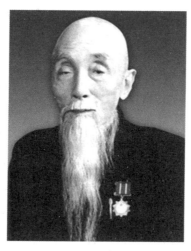

图9-9　蒲辅周

1. 刻苦好学　蒲辅周从小就勤奋刻苦，不论春夏秋冬，几十年不变，长此以往，养成了刻苦读书的习惯。1955年调到北京时，他已年近古稀，享有盛名，但坚持阅读的习惯未变。除了从书上学习外，他还向有经验的医生学习。他平时所用的痛风验方、百损丸和治肺结核吐血经验方等，皆得自其他老中医口授；治疗和控制内眼病及白内障等眼病的"九子地黄丸"，也是从四川一位眼科医生那里学来的。为验证书本知识，蒲辅周还勇于实践。比如他早年对"十八反"产生疑问，曾用半斤蜂蜜加葱白4两，将葱白捣如泥和蜜拌匀，放置半天后，每小时给狗喂1/3，狗吃后无异常反应，自己又亲口服用，仍安然无恙，证实了蜂蜜与葱白并不"反"。他也曾将海藻、甘草同服，经多次试验，证明海藻可与甘草同用，用于临床，发现其软坚消结之力更强。他还尝过甘遂配甘草，服后虽反应剧烈，但发现祛痰逐浊效果极好。所以蒲辅周一生临证近 70 年，积累了丰富的临床经验，这些都是在他实践中得出的真知，为他治疗患者提供了宝贵的经验。

2. 精通医理 蒲辅周认为，内科是临床医学的基础。他治内科，在尊崇仲景学说的同时，并采撷历代各家学派之长，如刘河间之寒凉、张子和之攻下、李东垣之温阳、朱丹溪之滋阴，融众长于一炉，以补仲景之未备，开后学之法门。因此他能集思广益，出奇制胜。他平素所治内科病例，大多是应邀会诊，故多疑难杂症，要取得显效，殊属不易。但由于他医理精通、经验丰富和善于辨证论治，每能得心应手。蒲辅周治疗外感热病，尤见独到。临床所见外感热病，属中医学伤寒、温病的范畴。自明清温病学说形成，即有了伤寒学派与温病学派之论争。对于两者的关系，蒲辅周认为，伤寒学说开温病学说之先河，温病学说补伤寒学说之未备，应当互为充实。伤寒与温病是始异（伤寒是寒邪侵犯太阳经，温病是温邪首先犯卫），中同（寒邪入里化热，证属阳明，治以白虎、承气；温病顺传气分，治亦以白虎、承气），终异（伤寒传入三阴，治宜温补；温病入营血，灼伤津液，治宜清润）。伤寒治宜发汗解表，温病治宜透达取汗，两者均需顾及津液。这些心得和认识，使他在温病学术上多有建树，尤其在指导流行性乙型脑炎的诊治方面更多贡献。蒲辅周不仅精通内科，在妇儿科方面亦为所长。他认为妇儿科与内科，只有见证的异同，而无本质的区别。由于妇、儿的生理、病理特性，妇女有经、带、胎、产，儿童有麻、痘、惊、疳，其余疾病基本与内科相同，因此他在精于辨证的基础上，在妇儿科诊治上也有独到之处。对于妇科病，他以调理气血为主，以舒肝和脾为枢机，运用"寒则温之，热则清之，虚则补之，瘀则消之"的大法，临床取得了明显的疗效。对于儿科病，蒲辅周特别强调小儿的生理特点，认为小儿属稚阴稚阳，非纯阳之体，易虚易实，易寒易热，必须认真运用四诊的诊察手段，平脉息，察指纹，望面色，审苗窍，听声音，观动作，综合分析以得出正确诊断，并注意稚阴稚阳之体不任攻伐的特点。儿童无七情内伤证，但腠理不密，易感风寒咳嗽及急性烈性传染病，肠胃脆弱，易得伤食伤冷之证。蒲辅周诊治的儿科疾病均为危重急症，其救治之成功更体现了他在四诊方面娴熟的技术，其判断之准确、用药之精当，足堪儿科医生效法。

3. 注意时令气候　蒲辅周强调治病"必先岁气，毋伐天和"，认为各种不同的气候环境会产生各种不同的发病因素，因此要注意自然气候和季节等对疾病发生、发展和转归的影响。如麻疹病，多发于春季，但其他三季也有发生，见症有所不同，治法亦有同有异：所同者，宜宣透；所异者，宜根据季节时令之暑湿燥寒而酌增苦辛或苦辛微温之品。1945 年近立秋，成都小儿麻疹流行。当时大雨连绵，街巷积水，病儿麻疹隐伏于皮下，医生用宣透无功。蒲辅周联系到其时多雨，热从湿化，因而用通阳利湿法，俾湿开热越，疹毒豁然而出，虽不宣透亦热退神清而愈。同道用之，亦皆应手。1956 年，石家庄市曾流行乙型脑炎，用清热解毒、养阴法治疗，治愈率达 90% 以上；而次年北京流行此病时，用上述方法效果不显。蒲辅周从临床实践中发现，北京多年阴雨连绵，湿热交蒸，因此属暑湿偏盛，遂用杏仁滑石汤、三仁汤等化裁，通阳利湿，收到了良好的效果。他在总结经验时说："在这一次实践中体会到：由于气候的影响，今年的患者在诱因上多有暑湿并重的现象，个别的还有一些变证。我们在治疗脑炎过程中，随时都要注意到这一些。"在对内伤杂病的治疗中，他亦注意气候的影响，适当加入相应的时令药。如其治周期性发热，就按季节灵活处方用药，暑天选用四妙丸加茵陈、青蒿、木瓜、荷叶等清热利湿，入秋后用五积散合四妙丸加味祛寒除湿，以提高疗效。为配合季节，蒲辅周还注意用药的剂型。如 1963 年他治金某心气虚痛（冠心病）一例，即冬用膏、夏用散，以与季节相适应，既考虑到疗效，亦方便了患者。

4. 强调治病求本　蒲辅周深知治病必求其本是中医治疗的基本原则。他对此深有研究，并对在辨证求本的过程中应注意处理的几个关系做了阐述：

一是邪正关系。他认为从邪正关系上来看，"正气存内，邪不可干，邪之所凑，其气必虚"，邪气为标，正气为本。人类疾病发生、发展和转归的过程，正是邪正斗争胜负消长的过程。因此，在治病过程中，要注意患者的正气情况，掌握扶正祛邪、祛邪养正的辩证关系。若只见病，单纯以祛除病邪为务而不顾正气，则失去治病求本的意义。例如他曾治一急性肝炎患者，前面治疗的医生均只注意肝炎为病毒感染这个外邪的一面，以致中阳更伤，饮食日减，便溏完谷不化，神疲肢倦，月余卧床不起。蒲辅周治以香砂理中汤加吴茱萸、草果健运脾胃，扶正祛邪，患者很快康复。

二是病因和症状的关系。他认为，疾病的病因是本，症状是标，所以治病必须寻求病因，对因治疗，才能达到痊愈的目的。如他曾治一尿闭和一尿失禁的两个患者，从症状看，两人完全不同，但从病因病机分析，却都是中气虚弱，一是中气不摄以致尿液失禁，一是中气不运致尿闭不通。因此都从中气虚弱治，处以补中益气汤加减而愈，而不是见失禁就固涩，见尿闭就通利，此即中医异病同治之义。又如两心悸患者，虽主症均为心悸，但一例心悸伴头晕、恶心、有痰、便溏，苔中心黄腻，脉滑，为痰湿夹胆火上扰心主之实证，便溏是脾弱之象，治宜先以温胆汤加味化痰湿，兼清胆热，加用资生丸兼调脾胃而愈；另一例心悸伴有出冷汗、下肢浮肿、便溏，严重时出现心房纤颤，则属心气不足，兼有脾湿，偏虚证，治宜补益心气、温脾理痰，治疗亦以温胆汤化裁，但以党参易竹茹，随症加减而收效。明辨标本，治本而愈。

此外，在治病求本的同时，蒲辅周十分强调治病必先察脾胃之强弱。他认为外感病须助胃气，内伤病尤须重视胃气，因为卫气来源于中焦，胃气强者，卫气始固，玉屏风散用白术即本于此。因此，蒲辅周每将调理脾胃作为外感病恢复期的治疗关键。而脾胃为后天之本，五脏六腑皆禀气于胃，胃气受戕则内伤难复，所以治疗内伤时亦必须时刻不忘胃气这一根本的原则，在蒲辅周临证中不胜枚举。例如他对一例久治不愈的中阳衰弱型低热患者的治疗，处以升阳益胃汤，每日煮取15g，获效甚速；而他治另一例寒湿痹证后期邪祛正伤的患者，用建中汤调和营卫、温中补虚，后以薯蓣丸收功而愈。他说："辨证论治要审病求因，分析邪正相争的不同时机，因势利导，邪去正安，扶正祛邪。病后调理，应重视胃气。胃为后天之本，气血生化之源，脾胃健强，气血充足则康复矣。"蒲辅周调理脾胃，既取法于李东垣之升脾阳，又效法于叶天士而保胃阴，升降润燥，权宜而施，融李东垣和叶天士之长，用补中益气汤和益胃汤加减，亦常用补益资生丸，既避免参苓白术散之补而壅滞，亦无香砂枳实丸消导香燥之弊。

第十章　中药方剂故事

第一节　中药故事

中草药文化历史悠久，很多中药的名称由来都有一个传说，在一代一代的口授相传中，不仅仅是药物的性能，还有药物治疗经验，连同中药发现的过程和相关的经历也一并流传下来，形成了一个又一个中药传说故事。

麻　黄

有个挖药的孤寡老伯，没有子女，收了一个徒弟。但是徒弟非常狂妄，才学会了一丁点皮毛，就看不上师傅了。有时，他将卖药收的钱偷偷花掉，也不交给师父。师父对此很是伤心，就对他说："你现在翅膀硬了，自己出去另立门户吧。"徒弟不以为然地说："好啊！"但师父仍不放心地交代："不过，有一味药，你可不能随便卖给人吃。""哪一味药？""叫无叶草。""为何不能随便卖？""这味药的根和茎用处不同。茎发汗，根止汗，一旦错，会死人！记住了吗？""记住了！""你背一遍。"徒弟随口就背了一遍，但他背时不走心，根本就没有用脑子记住（图10-1）。

从此，师徒两人分道扬镳。师父不再盯着，徒弟的胆子就更大了，虽然认识的药不多，却什么病都敢治。没几天，他就治死了一个人。死者家属不依不饶，当场抓他去见官。县官问道："你的师父是谁？"徒弟只好说出师傅的名字。县官差人把他的师父找来，说："你是如何教徒弟的？让他把人治死了！"师父说："小人冤枉。""为何冤枉？""关于无叶草，我清清楚楚地教过他几句口诀。"

县官听了，就转头问徒弟："你还记得吗？背出来我听听。"徒弟背道："茎发汗，根止汗，一旦错，会死人。"县官又问："病人有汗还是无汗？"徒弟答道："病人浑身出虚汗。""那你用的根还是茎？""茎。"县官大怒："简直胡闹！病人既然已经是浑身虚汗，你却还用发汗的药，怎么能不治死人呢？"说完就命衙役给了徒弟四十大板，判坐牢三年。师父无罪，当堂释放。

徒弟在狱中反省了自己，出狱后他找到师父认了错，并表示以后会痛改前非，认认真真跟师父学医。师父见他态度诚恳，决定还是留下他，并向他传授知识。后来徒弟再用"无叶草"时就格外谨慎了。因为这味药给他惹了大麻烦，带来了牢狱之灾，就取名叫"麻烦草"，后来又因为这味药的根是黄色的，才更名叫"麻黄"。

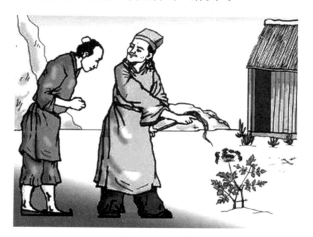

图 10-1 麻黄

柴 胡

从前有个进士姓胡，家里有个工人叫二慢。

一年秋天，二慢得了"寒热往来"的病证，他一会冷并打寒战，一会热并出冷汗。胡进士一看二慢病得有点厉害，既不能干活了，又怕这病传染家里的其他人，就准备赶二慢走。二慢苦苦哀求道："老爷，我既无家可归，又没有朋友可投靠，现在又生了如此厉害的病，你让我上哪儿去呀？"胡进士说："这不归我管。我家里不养闲人，你干一天活儿，我管一天饭；你现在什么也不干，那不得走人啊！"二慢见状，气呼呼地说："我好歹也在你家干了这些年，没有功劳也有苦劳，你就这么无情无义？那我们就让大家给评评理！"

胡进士一听这话，怕事情闹大，影响其他工人，忙改口说："二慢，你先去外边找个地方好好养病，过些日子，等病好了还是可以回来的。这是工钱，拿走吧！"

二慢无奈，只好拿钱走人。一出门，他又觉得浑身一阵热、一阵冷，双腿酸疼地走路都很费劲。他迷迷糊糊地来到一个池子边上。池水快干了，四周杂草丛生，还长着茂密的芦苇和小柳树。二慢再也走不动了，就躺在杂草丛里。躺了一整天，二慢觉得饥渴交迫，可他一点力气也没有，没法起身找吃的，就随手扯了点草根吃。就这样，连续7天，二慢没挪地方，吃了7天草根。

7天过后，周围的草根也吃完了。二慢尝试着站起身，忽然觉得身上有劲儿了，跟没生病的时候一样。他觉得自己应该是已经好了，便向胡进士的大院走去。胡进士看见二慢，疑惑道："二慢，你咋又回来啦？""老爷不是说等我病好了就可以回来的吗？"胡进士打量了他一遍，问道："你确定你的病都好啦？""嗯，是的。我现在就去干活。"二慢说完，扛起锄下田了。胡进士也就不再说什么。从这以后，二慢的病再也没犯过。

没过多久，胡进士的儿子生病了，也是寒热往来，跟二慢当时的症状一模一样。胡进士只有这么一个儿子，心急如焚。他请来许多大夫，但谁也没有办法。胡进士突然想起儿子的症状与二慢之前的相似，就把他找来，问道："前些日子你生病时，吃了什么药治好了你的病啊？"二慢说："老爷，我没吃药。""没吃药怎么好的？""它自己就好了。"胡进士哪里会信，追问道："怎么可能自己就好了？你肯定吃了什么，快告诉我。"二慢回忆道："我走出你家门后，走到村外池子边上，就倒在那里动弹不得。我又渴又饿，就扯了身边草根儿吃来的。然后就好了。"胡进士看到了希望，赶忙问道："你吃的什么草根？""就是当柴烧的那种草。""快领我看看去。""好吧。"

二慢带着胡进士走到池子边。他拔了几棵他当时吃的草根，递给胡进士。胡进士赶忙拿着回家，命人洗净煎汤，给儿子服下。一连几天，少爷就喝这种"药"，还真把病治好了。

胡进士十分高兴，见着草根有如此好的作用，埋没了可惜，就想给这种药草取名。他思来想去，那东西原来是当柴烧的，自己又姓胡，就叫它"柴胡"吧。

葛　根

从前有一位挖药老人，一天他在挖药的时候突然听见山下吵吵闹闹，于是好奇地伸脖子朝山下看去。过了一会儿，有一个年纪大概十四五岁的男孩突然跑到老人面前，扑通一声便跪在老人面前。老人被吓了一跳，连忙说："孩子，你这是干啥呀？有话起来好好说。"男孩不但没起来，还连连磕起了头，说："老爷爷，你快救救我吧，有人要杀我。"老人疑惑地问："你是谁呀？又是谁要杀你呢？"男孩说："我是山外葛员外的公子。朝廷上的奸臣上奏诬蔑我爹，说他私自屯兵、密谋造反。皇上误听谗言，龙颜大怒，下旨满门抄斩。我爹说：'葛家就你一根独苗，如果你也被杀，咱家就断了后。快跑吧，日后长大，能报仇就报仇，不能报仇也算留下来一条根了。'我只好离家逃出。谁知又被官兵发现，他们正在后边追呢！求老爷爷开恩，救我一人，就是救了葛家一门哪！"

老人知道葛员外，他家世代忠良，理该救他的儿子。可是后面追赶的官兵喊声震天，马蹄声越来越近了，该如何是好呢？他往后山看看，突然想到了办法，"快起来，跟我走。"一边说一边拉起男孩就往后走。男孩跟着老人躲到了山里一处隐秘的石洞里。官兵追上山，上上下下地搜了好长时间也没见那孩子的影儿，只好收兵回去了。

这时，老人带着男孩出了山洞。老人问："你有地方去吗？"男孩委屈地回答："我全家都被抓，其他亲戚怕受牵连肯定是不敢收留我的，真是无处可投。老爷爷救了我，我愿意终身侍奉爷爷，为你养老送终，待你百年之后，我也为你披麻戴孝。不知老爷爷可否愿意收留我？"老人说："行啊，那我就收下你吧！不过，我也就是个采药的，每天得爬山越岭，很是辛苦，给不了你当大少爷那么舒服的日子哟。"男孩说："老爷爷放心，只要能活命，再苦的日子我也能过。"

从此以后，葛员外的独生子就跟着老人每天在山上采药。这位老人常常采寻一种草药，它的块根可以治发热口渴、泄泻等病。

几年后，采药老人死了。男孩学会了老人的本事，也专门挖那种有块根的药草，治好了许多的病人。但这种药草一直还没名字。后来，有人问这草叫什么的时候，男孩想到自己的身世，就说："叫'葛根'。"

所谓"葛根"，取的就是葛家满门抄斩，只留下了一条根的意思。

夏枯草

从前，有一个秀才的母亲得了瘰疬，脖子甚是肿胀，还流出了很多脓水。人们都说这种病很难治，秀才甚是着急。

一天，来了个卖药的大夫。他对秀才说："山上有种野草，可以治好你娘亲的病。"秀才当即恳求大夫帮忙。大夫就去山上采了些野草回来，这种野草有紫色花穗，剪下花穗，煎成汤给秀才的母亲服用。几天过去，病人流脓的地方封口了；又过了几日，病竟然痊愈了。秀才的母亲非常高兴，嘱咐儿子留大夫住在家里，重重酬谢并款待大夫。大夫也不客气，白天出去采药、卖药，晚上就留宿在秀才家中。秀才经常和这位郎中在一起聊天，慢慢地对医道也有了兴趣。

一年后，大夫准备要回家，临走时对秀才说："我在你这儿吃住了一年，应该给你多少饭钱？"秀才说："你给我娘亲治好了病，这几顿饭算什么？"大夫说："这样的话，那我就给你一种药吧！"大夫说罢，就带着秀才上了山。他指着一株长圆形叶子、开紫色花穗的野草对秀才说："这就是治瘰疬的药草，你要记清哟。"秀才仔细地看了看，说："我记清了。"大夫还特地嘱咐道："你还得记着，这草一过夏天就没了。""嗯，我记住了。"

就在这年的夏末秋初，当地县官的母亲得了瘰疬，张榜求医。秀才听说以后立刻揭了榜去见县官，说："我会采药治瘰疬。"县官派官兵跟着秀才上了山，可是，怎么也找不着那长圆形叶子、开紫色花穗的野草。秀才十分奇怪，这是怎么回事啊？他爬遍了附近的大山，一棵也没找到。官兵把秀才押回县衙，县官认定他是骗子，当堂就给了他五十大板。

转过年的夏天，大夫又回来了。秀才一把抓住郎中说："你害得我好苦啊！"大夫一愣："怎么啦？""你教我认的草药怎么没有啦？""有啊。""在哪儿？""山上。"两人又到山上，一看，到处都有紫穗野草。秀才奇怪地说："怎么你一来，这草又有了。"大夫说："我不是跟你交代过吗？这草一过夏天就枯死了，要用就得早采。"

秀才这才猛然记起大夫当初交代给他的话，只怪自己粗心大意，白挨了一顿板子。为了记住这事，秀才就把这草叫做"夏枯草"了。

车前草

相传，尧舜禹时期，江西雨水过多，而河流因泥沙淤阻，致使当地连年发生水灾，老百姓的水田被淹没，房屋被冲倒，无家可归。舜帝知情后，要禹派副手伯益前往江西治水。他们采用疏导法，疏通赣江，工程进展很快，不到一年就修到了吉安一带。当年夏天，因久旱无雨，天气炎热，工人中间发昏发烧、小便短赤、病倒的人不计其数，大大地影响了工程的进展。

舜帝知道后，派禹带医师前往工地诊治，仍于事无补，急得禹和伯益将军在帐篷前来回踱步，坐立不安。一天，一位老大爷捧了一把草要见禹和伯益将军。禹命老大爷入帐，问其何事。老大爷说："我是喂马的马夫。我观察到马群中有一些马匹撒尿清澈明亮，饮食很好；而有一些马匹却不吃不喝，撒尿短赤而少。原来那些饮食很好的马经常吃长在马车前面的这种草。我就扯了这种草喂那些生病的马，结果第二天这些病马全好了。我又试着用这种草熬成水给一些有病的工人喝，结果他们的病也好了。"禹和伯益听后十分高兴,于是命令手下都去扯这种草来治病,结果患病的士兵喝了这种草熬成的水后,不到两天就痊愈了(图10-2)。因为马匹是在马车前面吃的这种草,所以就将这种草药命名为"车前草"。

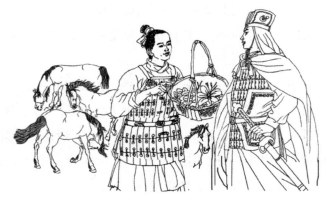

图 10-2　车前草

茵　陈

有一个病人,全身发黄,连眼睛都黄,还全身乏力,人也逐渐消瘦了。这天,他拄着拐杖来找华佗求医:"大夫,请你给我治治吧。"华佗诊断病人所患的是黄疸病,皱着眉摇了摇头说:"眼下我还没有找到治这种病的办法,无能为力啊!"病人只好灰心丧气地回家准备等死了。

半年后,华佗再次碰见那个病人,大吃一惊。这个病人非但没有死,反而恢复得很好,满面红光的。华佗急忙问道:"你这个病是哪位大夫给治好的?快告诉我,我要去跟他讨教一下。"

那人说:"大夫,你都治不好的病,还能找谁。我从你那里回家后没有再请大夫看,准备等死来着,结果这病它自己就好了。"

华佗不信,问:"怎么会有这种事?你肯定是吃过什么药吧?"那人回答道:"药也没有吃过。""这就怪了!"那人突然想起了什么,又道:"哦,因为春荒没粮,我吃了些日子野草。""这就对啦!草也可能是药。你吃了多少天?""一个多月。""吃的是什么草啊?""我也说不清楚。""你领我看看去。""好吧。"

他们来到山上，那人指着一片野草说："就是这个。"华佗一看，说道："这不是青蒿吗？莫非能治黄疸病？嗯，弄点回去试试看。"

于是，华佗就试着用青蒿给几个黄疸病人医治。可连试用了几次，病人吃了没有一个见好的。华佗还以为之前那个病人肯定是认错了草，便又找到他，追问道："你确定你是吃青蒿吃好的？""没错。"华佗想了想又问："你吃的是几月里的青蒿？""三月里的。""唔，春三月间阳气上升，百草发芽。也许三月里的青蒿有药力。"

第二年开春，华佗又采了许多三月间的青蒿，试着给黄疸病人吃。这回可真灵！结果是吃一个，好一个。而过了春天再采的青蒿就不能治黄疸病了。

为了把青蒿的药性摸得更准，等到第二年，华佗又一次作了试验，他逐月把青蒿采来，又分别按根、茎、叶放好，然后给病人吃。结果华佗发现，只有幼嫩的茎叶可以入药治黄疸病。为了使人们容易区别，华佗便把可以入药治黄疸病的幼嫩青蒿取名叫"茵陈"，又叫"茵陈蒿"。他还编了四句话留给后人："三月茵陈四月蒿，传与后人要记牢。三月茵陈能治病，四月青蒿当柴烧。"

益母草

传说，程咬金的父亲因病早死，只剩他和老母亲二人，家里穷得叮当响，他只好靠编竹耙子挣钱养活老母亲。老母亲在生程咬金时，留下产后瘀血疼痛病。程咬金长大成人了，老母亲的病还没有好，他决心请大夫治好老母亲的病。

为了给老母亲买药，程咬金一连几个晚上没睡觉，编了许多竹耙子，挣了半两碎银，到邻村一个大夫的药铺买了两剂中药。程母吃了草药，病情果然好转。程咬金高兴极了，又接连几个晚上没睡觉编竹耙子，挣了点碎银，又跑去找那位大夫，可是，这位大夫说这次买的药得花三两银子。程咬金听了心中一惊："我哪来这么多钱呀！怎么办？……"想来想去，他忽然灵机一动，就答应说："可以给你这么多钱，但要等我娘的病好了，再还你钱。"那位大夫同意了他的要求。有一天，大夫到地里去采药，程咬金在后头跟着，偷看郎中采的是什么样的药，长在什么地方。程咬金心中有数了，就只从郎中那里买了一剂药。后来，程咬金也到地里采郎中所采的那种药，煎汤给母亲治病，终于把母亲的病治好了。从此，程咬金就给这药草起了个名字，叫"益母草"。

黄　精

从前，有一个小姑娘因自幼父母双亡而被迫到一个地主家打长工。狠心的地主不仅每天逼她上山砍柴割草，下田耕地种菜，还不给她吃饱，吃的也是些残羹剩饭。无奈之下，小姑娘只好在饿时挖野菜和草根吃。

一天，小姑娘在山上干活时饿得额头出冷汗，于是慌忙挖野菜和草根吃。机缘巧合，她发现在一片阴暗潮湿的灌木丛中长着一些开着淡绿色小花的植物，采摘洗净后吃，觉得味道甘甜。她又挖出那植物的根部，发现根部形如鸡头，肉质肥厚，于是洗净就吃，更觉得其清爽可口，仿佛吃水果一般。从此之后，每当干活饿了的时候，她便吃这东西，不知不觉地吃了好几年。小姑娘从一个瘦弱的黄毛丫头出落成一个亭亭玉立的大姑娘，且体格健壮，但又不失姑娘家特有的苗条丰满。

地主见姑娘出落得如此美丽，于是色心又起，不让她上山或下田劳动，而强迫她做自己的小老婆。姑娘誓死不从，逃进山中，过起野人一般的生活。地主每天派人上山抓她，可就是抓不着。为此，地主心感纳闷：每天给她吃的都是猪食，为何这小妮子还能变得如此美貌而健壮呢？是悄悄吃了什么东西呢？求而不得，地主便更加想得到她了，命令几个身强力壮的家丁每天上山找寻姑娘，发誓一定要把她弄到手！

一天，几个家丁又在一片茂密的树林旁边发现了姑娘的足迹。家丁们一哄而上，穷追不舍。可一眨眼的工夫，姑娘就在他们的眼皮底下消失。这情景，恰好被上山采药的神医华佗看见。华佗也认定姑娘一定吃了什么灵丹妙药，才这么身轻如燕，健步如飞，以致健壮的家丁都追不上她。华佗决心找机会问个究竟，以取该药造福于黎民百姓。

一天，华佗准备了可口的饭菜，放在姑娘经常出没的山路上。不久，姑娘路过此处，久久未吃饭菜的她嗅到饭菜的香味，更感饥肠辘辘。左瞧右望，见四下无人，她禁不住上前拿起饭菜狼吞虎咽地吃了起来。这时华佗从旁边迅步上前，姑娘惊恐地丢下饭菜要走，华佗一把拉住她，姑娘以为她是地主派来的人，挣扎着对他又咬又抓。华佗慈祥地说："姑娘别怕！我不是地主派来的人。我是个大夫，就想请问你吃了什么东西变得如此壮健、健步如飞？"姑娘见华佗长得慈眉善目，不像坏人，便不再挣扎了，说："我在那边林子里吃一种好像鸡头一样的草根。"华佗忙问："什么草根？""我也不知道它叫什么，但它的形状好像鸡头，就叫它做'黄鸡'。"

姑娘把华佗带到那一片灌木丛中，指着其中开着淡绿色小花的植物说："就是这种东西的根。"华佗走在前面，见这植物高约一至二尺，叶呈五轮状，叶片呈条状针形，其间开着一簇簇淡绿色的小花。华佗挖其根块，但见根块呈黄白色，肉质肥厚，横向生长，形状好似鸡头一般，其中一端有一圆形茎痕，好似鸡眼。亲口尝之，但觉味甘甜可口，清爽怡人。于是，他便把植物带回家中研究。

研究发现，这种植物性味甘、平，具有补脾益肺、养阴生津之功效，可用于治疗体虚瘦弱、气血不足、肺痨、胸痹及肺燥咳嗽证，简直就是药中之精华。后来，华佗就把它改称"黄精"，并一直沿用至现在。

金银花

传说在很久以前，一对勤劳善良的小夫妻生了一对双胞胎女孩，分别给她俩起名叫"金花"和"银花"。金花和银花在父母的关爱下茁壮成长，她俩农忙时下田帮父亲干活，闲时跟母亲一起拈针绣花、织布纺纱，并自习医书和上山采药，因此深得父母和乡亲们的赞赏。

一年初夏，他们所在的村子里突然爆发了瘟疫。患病者无一例外地发热，高热不退，浑身上下泛起红斑或丘疹；病后不久即卧床不起，神昏谵语，随即命丧黄泉。村里的大夫均束手无策，外地的大夫则不敢进入，眼看着全村人只能等死了。在这危急的关头，金花和银花挺身而出，主动要求外出为乡亲们求医问药。不幸的是，她们的父母也患了此病。乡亲们都好心地劝她俩不要去了，以免求医问药不成，反而没法为二老送终。姐妹俩十分为难。这时，父母语重心长地说："去吧！好孩子！你们要尽快求得名医或好药回来，否则别回来见我们！"

金花和银花含着泪水，当即收拾行李、干粮准备出发。乡亲们感动得热泪盈眶，嘱咐她俩好好求医问药，他们会轮流照顾她俩的父母，不必挂念。姐妹俩访遍中原各地的名医，但这些名医不是对该病一无所知，就是因路途遥远而不愿前往。一天，姐妹俩路过华山，在山上一座寺庙借宿。寺庙里的一个老和尚问她们为何风尘仆仆，面露难色。姐妹俩直言相告。老和尚唏嘘不已，立即手指窗外的远方对她们说："离此九十九里处有一高山，山下有一草棚，棚内住着一位老者，医术精湛。你们不妨前往求教。"姐妹俩闻讯大喜，立即前往，到了老和尚所说之处，只见草棚外围满了等候看病的村民。走进草棚里，但见一位童颜白发、面容睿智的老者正在为一位奄奄一息的老人诊治，想必这就是老和尚所说的那位老者了。姐妹俩上前说明缘由。老者思考片刻后说道："你们乡亲患的是热毒证……"说罢，他指着一屋子等着看病的农人对姐妹俩说："这里也流行瘟疫啊，我离不开。不过，我可以教你们一个方法，就是到丘陵、山谷和树林边采集一种初夏开花，花儿成对生于叶腋，初开时白色，后变黄色，黄白相映，严冬不落，叫'忍冬'的草药，它能治好你们乡亲的病。"老者进一步解释说："这药的茎缠绕树木，长达数米，向左缠绕；中间空，多分枝，颜色棕褐。它开出的花瓣为棒状弯曲……闻之清香，尝之微苦。"姐妹俩听罢，立即谢别老者四处采集，不久便满载而归。由于操劳过度，姐妹俩回到家乡后就病倒了。虽然如此，她俩还是亲自用采来的草药煎汤给乡亲们服用。乡亲们服药后病情很快痊愈。而不久后她俩也在父母的呵护和乡亲们的关怀下病愈了。为纪念姐妹俩的功绩，乡亲们便把那种不知名的草药叫做"金花银花"。后来，大家便渐渐地把"金花银花"简称为"金银花"了。

杜 仲

很多年以前，洞庭湖货运主要靠小木船运输，船上拉船的纤夫因为长年累月地低头弯腰拉船，积劳成疾，他们十个有八九个都患上了腰膝痛的顽证。有一位年轻的纤夫，名叫杜仲，心地善良，他一心只想找到一味药能解除纤夫们的痛苦。

为了实现这一愿望，他告别了父母，离家上山采药。有一天，他在山坡上遇到一位采药老翁，于是满心喜悦地走上前拜见，可老翁连头也不回就走了。杜仲心急如焚，屈指一算离家21天了，老母亲所备的口粮已吃光，可至今一点眉目都没有，于是他又疾步追上前去拜求老翁，并诉说了纤夫们的疾苦。老翁听后潜然泪下，赶忙从药篓中掏出一块能治腰膝疼痛的树皮递给杜仲，指着对面高山叮嘱杜仲："山高坡陡，采药时可要小心性命！"杜仲连连道谢，拜别了老翁，沿山间险道攀登而去。半路上，他又遇到一位老樵夫，老樵夫听说杜仲要上山顶采药，连忙劝阻："孩子，想必你家还有老小，此山巅天鹅也难以飞过，猿猴也为攀缘发愁，此去凶多吉少啊……"杜仲一心要为同伴解除病痛，毫不动摇，他好不容易地爬到半山腰，只听得乌鸦悲号，雌鹰对着雄鹰哀啼，好像在劝其快回。杜仲身临此境，真是心慌眼花，肚子也饿得咕咕作响，突然一个倒栽翻滚在山间，万幸的是身子悬挂在了一根大树枝上。过了一会儿，他清醒过来，发现身边正是他要的那种树，于是拼命地采集树皮。但毕竟精疲力竭，又昏倒在悬崖，最后被山水冲入缥缈的八百里洞庭。

洞庭湖的纤夫们听到这一噩耗，立即寻找，多日后，终于在洞庭湖畔一山间树林中找到了杜仲的尸体，他手上还紧紧抱着一捆采集的树皮。纤夫们含着泪水吃完了他采集的树皮，果真，腰膝痛全好了。为了纪念杜仲，人们从此将树皮正式命名为杜仲。

三 七

很久以前，有一对兄弟，哥哥继承家传，种植药材，行医看病，弟弟成天游手好闲，不务正业。某一天，弟弟突然得了急症，症见七窍出血。哥哥得知后，急忙刨了一棵草药，洗净煎汤给弟弟服下。弟弟连服几剂后，病痊愈了。他问哥哥用的是哪一味药，哥哥告诉他是祖上传下来的止血草药。后来他向哥哥要了一些草药小苗，栽在自家园子里。第二年，这棵草药已长得枝繁叶茂了。

说来也巧，邻村有家财主，财主的儿子也得了出血病，吃什么药也不管用，眼看就命不久矣。财主打听到弟弟曾经患过类似的病，吃了一种草药没几日就治好了，便到弟弟家寻药。弟弟听说后，就把种在自家园子里的那棵草药挖出来，给财主家的少爷煎汤服下，几剂之后，不但没治好病，还把人给治死了。财主哪肯善罢甘休，告到县官，差人把弟弟抓了。哥哥得知后，急忙前去说明情况，告诉县官，这并不是弟弟的过错，弟弟给财主的儿子用的确实是止血草药，但这种药需要长到3～7年时药力才最强，只不过财主的儿子吃的时候这种草药才生长了一年，还没有药性。这件事轰动了附近的村庄，渐传渐广，人们也知道了这种草药的采挖时间。后来，人们就给这种草药取名叫"三七"，意思是其生长3～7年时药效最佳。

当　归

从前，有个名叫王福的年轻人，品性勤劳善良，靠采药与母亲相依为生。在离他家几百里之外有座高山，听说山上长有很多神奇而名贵的草药，但由于山路险峻，毒蛇猛兽横行，所以很少有人敢去，即使去了，也大多是无回。王福很想去探个究竟。他认为自己身强力壮，应该没问题。当他将他的想法告诉母亲，其母想挽留儿子，不好直说，就建议他娶亲成家后再走。王福听了母亲的话，择期成了家。成家后，依旧念念不忘进山采药的事。终于某天，他对依依不舍、泣不成声的妻子说："倘若我3年不归，你可以再嫁他人。"第二天，就出门上山去了。母亲日盼夜望，很快3年时间过去了，仍不见儿子回来，心想其必死无疑了。王母通情达理，遵照儿子走前的交代，劝儿媳另嫁他人。谁知儿媳改嫁没多久，王福竟满载名贵药材而归。他见妻子已改嫁，后悔不已。见面时，他指着自己辛苦采回来的药材说："原本打算将这些药材卖掉换钱，然后再给你添置些首饰衣物的。如今你既已改嫁，就把这些药材留给你吧。"两人抱头痛哭。该女子感伤悲痛，忧郁成疾，月经不调，骨瘦如柴。每当她看见王福送来的药材就好像看见王福一样，于是愁闷时就拣一根药材，或生嚼下咽，或煎汤慢饮，谁知吃了以后，她脸色逐渐红润越来，月经不调也好了。这件事让村里一位秀才知道后，他就根据唐诗"胡麻好种无人种，正是归时又不归"的寓意，吟成一诗："三年当归夫不归，片言只语也未回。神药回去治相思，留给一人传口碑。"后来人们把王福的妻子用的药在很多患月经不调的妇女身上试用，真的有奇效。从此人们就把这味药取名为"当归"。

砂　仁

传说很久以前，广东西部的一个小县叫阳春县，这里发生了一次范围较广的牛瘟，全县境内方圆数百里的耕牛一头一头地接连病死，唯有金花坑附近村庄的耕牛，不仅没有发瘟，而且头头身强力健。邻近的老百姓感到十分意外，便派人前来打听情况，悄悄叫来几个放牛娃，问他们每天在哪一带放牧？给牛吃什么？放牛娃坦白道："我们全在金花坑放牧，那儿生长一种草，它的叶子散发着浓郁的芳香，根部发达，还能结果实，耕牛很喜欢吃。"来人听后，就让放牛娃带领着一同到金花坑，看见那里漫山遍野地生长着一种草，将其连根拔起，摘下几粒果实，放口中咀嚼，感到一股带有香、甜、酸、苦、辣的气味直冲入胃，让人感到全身舒畅。大家品尝了以后，认为这种草既然可以治牛瘟，是否也可以治人病？所以就挖了这种草带回村中，一些因受了风寒引起胃脘胀痛、不思饮食、连连呃逆的人吃了后，效果甚好。后来人们又将这种草移植到房屋前后进行栽培，久而久之成了一味常用的中药，这就是阳春砂仁的由来。

第二节　方剂释名

在中医药学发展史上，一些方剂既有效实用，其名称亦充溢着深厚的文化底蕴。众所周知，早年方剂的命名或取义于主要药物，或取义于药味数量，或取义于主治病证等。

一贯煎

此方出自《柳州医话》。"一贯"意指以一种道理贯穿于万事万物。此方中川楝子是一味疏肝药，可调肝木之横逆，将其配入大队养阴药之中，寓疏于补，肝肾同治，是滋阴养肝、疏肝开郁的常用方。既符合肝肾同源的医理，又暗含滋水涵木的契机。魏之琇认为其"可统治胁痛、吞酸、吐酸、疝瘕、一切肝病"。本方用于肝肾阴虚、肝气郁滞的证候，表现为胸脘胁痛、吞酸吐苦、咽干口燥、舌红少津、脉细弱或弦虚，以及疝气瘕聚等症。本方以滋阴疏肝一法治疗多种肝病，故名"一贯煎"。

二至丸

本方出自《证治准绳》。此方仅有两味药，旱莲草、女贞子。旱莲草为草本植物，盛夏时茎叶繁茂，叶黑汁足，所以夏至日采集最佳；女贞子其木隆冬不凋，冬至日果实熟透，味全气厚，所以此时采集为佳。本方以二药采集时间夏至和冬至为名，故名"二至丸"。服之可以补益肝肾，从而使阴血充足而虚火自平，滋阴降火效果非常好。用于肝肾阴虚、虚火上炎所致的骨蒸潮热、盗汗、咳嗽、咯血、吐血，或烦热易饥、足膝疼痛，舌红少苔，尺脉数而有力等。

二仙汤

本方出自《中医方剂临床手册》。方中有仙茅、仙灵脾（又名淫羊藿）两药，并以其为首，故名之。此方有温补肾阳、滋养肾精之仙茅、淫羊藿、巴戟天，调理冲任之当归、巴戟天，泻肾火之知母、黄柏，故而疗效可靠。另外，此方名亦寓运用之后功效奇特如神之意。可用于治疗更年期综合征、高血压、闭经，以及其他慢性疾病见有肾阴、肾阳不足而虚火上炎者。

二妙散

本方出自《丹溪心法》。方中仅有黄柏、苍术两味药，黄柏苦寒清热，苍术苦温燥湿，为治阴分之湿热痿证的妙药。药仅两味，但功效卓著，作用神妙，故名"二妙散"。用于湿热下注所致的下肢痿软无力，或足膝红肿热痛，或湿热带下，或下部湿疮，小便短黄，舌苔黄腻等症。

本方加牛膝名"三妙丸"，治下焦湿热，再加薏苡仁名"四妙丸"，可祛湿热、利筋络。本方若加槟榔名"三妙散"，外用治脐部湿癣，有清热燥湿止痒之功。

二陈汤

本方出自《太平惠民和剂局方》。方中半夏、陈皮属于"六陈"之一，以储存陈久者入药为佳。所谓"六陈"，《珍珠囊药性赋》有歌云："枳壳陈皮半夏齐，麻黄狼毒及茱萸，六般之药宜陈久，入药方知奏效奇。"吴仪洛云："《局方》陈皮半夏贵其陈久，则少燥散之性，故名'二陈'。"（《成方切用》）其命名意义皆在于此。此方具有燥湿化痰、理气和中之功，用于湿痰咳嗽之痰多色白、胸膈胀满、恶心呕吐、头眩心悸、脉滑等症。

三消汤

本方出自《验方新编》。"三消"，即上消、中消、下消，上消以多饮多渴为主，中消以消谷善饥为主，下消以多饮多溺为主。本方之中党参、白术、茯苓、甘草健脾益气，当归、地黄滋阴养血，知母、黄柏、黄芩、黄连育阴清热，麦冬、花粉生津止渴。诸药配伍，益气滋阴，清热生津，通治上消、中消、下消之证，故名"三消汤"。用于通治消渴证，饮水不止者。

三拗汤

本方出自《太平惠民和剂局方》。"拗"者，违逆不顺之谓也。"三拗"，指所用三药皆违常法而用，麻黄不去根节，杏仁不去皮尖，甘草不炙而生用。本方与古法相悖而行，故名"三拗汤"，主要取其发汗、宣肺平喘、止咳力强之义。用于感冒风寒，鼻塞声重，语音不出；或伤风伤冷，头痛目眩，四肢拘倦，咳嗽痰多，胸满气短等。

三痹汤

本方出自《校注妇人良方》。《内经》对痹证的认识是"风、寒、湿三气杂至，合而为痹也。其风气胜者为行痹，寒气胜者为痛痹，湿气胜者为着痹也"，统称"三痹"。本方由《备急千金要方》独活寄生汤化裁而来，集祛风除湿、散寒止痛、补气和血、益肾滋阴诸药于一剂，专治风、寒、湿三气袭虚所致之行、痛、着痹，故称"三痹汤"。用于治疗肝肾气血不足，风寒湿痹之手足拘挛，或肢节屈伸不利，或麻木不仁，舌淡苔白，脉细或涩等症。

三子养亲汤

本方出自《韩氏医通》。"三子"即指紫苏子、白芥子、莱菔子。白芥子温肺利气，快膈消痰；紫苏子降气行痰，使气降而痰不逆；莱菔子消食导滞，使气行则痰行。"三子"均系行气消痰之品，根据"以消为补"的原则，合而为用，各逞其长，可使痰消气顺，喘嗽自平。本方用三种果实组方，以治老人喘嗽之疾，并寓"子以养亲"之意，故以"三子养亲汤"为名。

三甲复脉汤

本方出自《温病条辨》。"三甲"者，是指牡蛎之甲壳、鳖之背甲、乌龟之腹甲，三种动物贝甲并用，其滋阴潜阳之功更强。"复脉"者，言本方是在炙甘草汤的基础上创立，有益气补血、滋阴复脉之作用。本方可使阴液补充，脉复于常，故对温热病后期阴亏脉弱等症有效。

七宝美髯丹

本方出自《医方集解》。相传七宝美髯丹为唐李翱方，邵应节用以进献嘉靖皇帝，从此其方盛传。中医学认为，须发者，血之余，肾之华也。肾主藏精，肝主藏血，精血充足则须发乌黑。"七宝"者，指方中用七味药物滋补肝肾，填精养血，功宏如宝；"美髯"者，指须发乌黑而润泽。三国时关云长因须长而黑，有"美髯公"之称。喻服本方后，能使肝肾得补，精血充足，发乌髯美，神悦体健，故称"七宝美髯丹"。但本方不只是对乌发效果好，还可用于肾水亏损，气血不足所致牙齿松动、梦遗滑精、筋骨无力等症。

八正散

本方出自《太平惠民和剂局方》。"八"，是指本方由八味主要药物组成；"正"是指正治。朱丹溪曰："小便不通有热有湿，有气结于下，宜清宜燥宜升，有隔二隔三之治。如不因肺燥，但因膀胱有热，则泻膀胱，此正治也。"总之，本方以八味药物为散，通过正治之法（热者寒之），以奏清热通淋之功，用以治疗湿热下注之淋证，故称"八正散"。可用于湿热下注，发为热淋、石淋，症见尿频涩痛、淋沥不畅，甚则癃闭不通、小腹胀满、口燥咽干、舌红苔黄、脉象实数等。

八珍汤

本方出自《正体类要》。集两方（四君子汤与四物汤）为一方，八味药物皆为补气养血之珍品，故名"八珍汤"（图10-3）。既能健脾养胃以益气，又能养肝行滞以补血，适于一切因气血不足所致之证，症见面色苍白或萎黄、心悸怔忡、纳呆、气短懒言、四肢倦怠、头晕目眩、舌

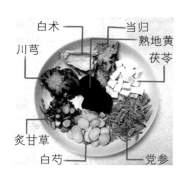

白术　　　当归
川芎　　　熟地黄
　　　　　茯苓

炙甘草
白芍　　　党参

图 10-3　八珍汤

淡苔白、脉细弱或虚大无力等。

十灰散

本方出自《十药神书》。为何命名为"十灰散"？"十灰"，指方中十味药物，均烧"灰"存性，研极细末，为散备用。其药烧炭存性用，可加强收敛止血作用。故以其炮制方法而命名曰"十灰散"。此方具有凉血止血之效，用于血热妄行所致之呕血、咯血、衄血等上部出血之症。

十枣汤

本方出自《伤寒论》。虽然叫"十枣汤"，但主药并非大枣，而是芫花、甘遂、大戟。本方中所用的三味主药分别具有逐水饮、除积聚、消肿满等作用，共奏攻逐水饮之功，但其性皆峻猛，故用大枣十枚以益气护胃，缓和峻药之毒，防止或减轻药后反应，达到寓攻于补、下不伤正之目的。《医方论》云："仲景以十枣命名，全赖大枣甘缓以救脾胃，方成节制之师也。"方名"十枣"者，一是说明方中药大枣十枚；二是强调大枣在该方中缓其峻毒，顾护胃气的特殊作用。可用于悬饮、胁下有水气，以致咳唾胸胁引痛、心下痞硬、干呕短气、头痛目眩，或胸背掣痛不得息，舌苔滑，脉沉弦者；也常用于腹胀水肿之实证。

第三节　穴位寓意

看似平常的中医穴位名称，其实是各代医家上察天文、下观地理、中通人事，远取诸物、近取诸身，历经万般比较后才确定的。了解穴位名称背后的故事，你就会发现，穴位不再是空洞无义的点，而是有血有肉的"救命郎中"。

升阳举陷灸"百会"

何为"百会"？"百"指一百，"会"指交会，意思就是很多条经络聚集于此。它的位置在人的头顶（两个耳朵尖的连线的中点处），高高在上，人体的手足三阳经和督脉及足厥阴肝经交会于此，故中医学称百会穴是"三阳五会"。

中医学认为，脑为元神之府，百会穴寄居此地，但凡脑部的疾病，如头痛脑热等，都可以通过百会穴治疗。而且百会居高，不仅仅能治疗脑部疾病，对于人体最重要的气血流通也是可以调理的。头为诸阳之会、百脉之宗，百会则是各经脉阳气会聚之处，通过刺激百会，可以提升一身的阳气。所以，对于一些中气不足引起的病证，通过刺激百会穴调理，效果颇佳。最典型的就是内脏下垂的疾病，如胃下垂和子宫下垂等，都是因为中气下陷，升阳无力，气血不能托起内脏所引起。对这类病证我们可以灸百会，给下垂的脏器加把劲。同样的，对那些阳气虚脱的患者，我们也可以灸百会进行回阳固脱，相传扁鹊就是运用该法让虢太子"起死回生"的（图10-4）。

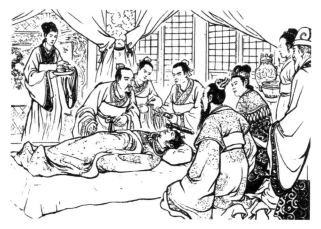

图 10-4　扁鹊取百会治疗虢太子尸厥

回神醒脑靠"神庭"

何为"神庭"？"神"指元神，"庭"是宫廷、庭堂。中医学认为

"脑为元神之府"，意思是说人的精神、智慧等是从大脑生发出来的。古人说"神者，智之渊也""神处其中则灵，灵则应，应则保身"。人体的穴位也是如此，刺激穴位，对该穴位所在部位的疾病有直接的疗效。例如，刺激神庭穴对神智方面的疾病疗效尚可，如惊悸不安、头痛、癫狂、痫证等，因为它的作用主要在于调控神经系统。如果自己时常感觉头脑不是很清醒，昏昏沉沉的，或者情绪波动很大，也可以刺激这个穴位。

连通天地"人中"穴

古语云："天食人以五气，天气通于鼻；地食人以五味，地气通于口。""天气通于鼻"是指通过鼻呼吸，吸进自然界的氧气，进入人体循环后再呼出去。"地气通于口"是指后天的水谷通过嘴巴进入脾胃消化吸收后，取其精华，将不能被吸收的糟粕排出体外，进入土壤，与地相通。而人中穴正好就在口鼻之间，意喻人处于天地之间。"人中"的别名是"水沟"，"水"指的是津液，也就是我们俗称的口水。古代养生家认为口水最能养生，所以经常紧闭口舌，以收藏口水，使其下行通过喉咙进入脏腑，以达到养生的目的。人中穴处在口水吞咽向上翻转的地方，所以称之为水沟。古人说"水沟近鼻长流水"，也就是说这个地方不能干涸，要经常保持水润。所以我们要想身体健康的话，就要经常学古人吞咽口水，而不要将其当作无用之物，随意吐出。人中穴最大的作用就是急救、抗休克，是身体特殊情况下的"保护神"。按揉人中有急救的作用，这在我国几乎是人尽皆知。人之所以休克，就是因为天地之气不通、循环中断，这时候掐人中就是使天地二气相交。

行气宽胸按"膻中"

膻指的是胸部，膻中也就是胸部的中部，在胸膜当中，是心的外围。膻中穴就在两个乳头连线中点的胸骨上，是脏腑之气汇聚的地方。膻中又称为上气海。如果中气不足或者出现问题，肯定会影响到下气海（气海穴），进而影响到全身。所以说膻中穴是和人体最重要的物质活动基础——气密切相联的，但凡和气有关的疾病，如气虚、气机郁滞等都可以通过它来调治。因此膻中又被称为"气会"。

生活中有这样的场景，有人受了什么刺激或者生气了，就会用手抚摸自己的胸廓来顺气，这是因为胸中之气运行不畅，气滞血瘀，心脏供血不足，就会感到难受。这时可以刺激膻中穴，以改善心肌供血。现代研究也发现，刺激膻中可以扩张血管，调整心脏功能。

肚腹"三脘"保平安

"三脘"即指上脘、中脘、下脘，分别位于肚脐上方5寸、4寸、2寸的地方，上、中、下是依据位置的高低来分的。最重要的是这个"脘"字，指的是胃。古人说："胃为太仓，三皇五帝之厨府也。"太仓是什么呢？一个官名，古时候有太仓丞相，就是替皇帝管粮食的官。

中医学根据脾胃的功能，也将其命名为"仓廪之官"，也就是人体的后厨房。上脘、中脘、下脘这几个穴位分别处于胃的上、中、下部。上脘穴在胃的上部，和贲门相对应，贲门位于食管与胃的交界处，是食物进入胃的通道。刺激上脘穴，对于人们因吃得太快、吃得太饱或其他原因导致的胃胀、呕吐、打嗝等都有很好的疗效。下脘穴在胃的底部，是胃和小肠连接的转弯处。胃虽然是消化器官，但它只对食物进行粗略的加工，就好比我们榨果汁，先要用刀将水果切成大块，再放到搅拌机当中。胃就相当于这把刀，只做一部分简单的工作，真正的消化过程是在小肠中完成的。下脘穴位于食物从胃进入小肠的关口处。刺激下脘穴，对于食物在胃中下不去导致的腹胀、胃痛、呕吐等都有很好的作用。而且，因为下脘穴在胃的下部，对于因为中气不足导致的胃痛、胃下垂等也有很好的疗效。从以上可以看出，上脘、中脘、下脘在胃上形成一条线，相当于脾胃的卫士，对于和脾胃有关的疾病都有很好的防御和治疗作用，是胃的"忠实护卫队"。

腹部不适灸"神阙"

神阙穴就在我们的肚脐眼上，也就是脐带所在之处。母亲在孕育胎儿的时候，就是靠脐带供给营养，是胎儿吸取营养的唯一途径。"神"是指元神，虽然剪断了脐带，失去了和先天联系的纽带，但这里的元气并没有完全丧失。神阙穴的内部紧接大小肠，大肠是排出废物的地方，小肠是吸收营养的地方，这样一正一反的两个过程，古人称之为"化"。"两肠俱关于化，即大而化之之谓神也。"神是人体生命活动的外在表现形式，是物质转变的最高境界，也是全身的主宰。有神之人，思维敏捷，动作灵活，神采奕奕；而无神之人，反应迟钝，如同行尸走肉一般。而"阙"呢？则是指宫阙，古代皇帝会在宫殿的门外建起两座观望的台基。"神阙"就是元神出入和居住的地方，地位极其显贵。神阙穴在肚脐眼上，是腹部的核心。因此对于发生在腹部的疾病，如五更泻、慢性腹泻、产后尿潴留等，刺激神阙穴有很好的调理效果。有研究表明，刺激神阙穴可以增强人体的免疫力。

神阙穴属于任脉的穴位，这个特殊的位置是不能进行针刺操作的，最好的刺激手段是艾灸。艾灸的方法众多，这个穴位更适宜做隔盐（隔姜）灸，就是将一小把粗盐填在肚脐上，上面可选择性地放上切成薄片的姜片，然后用艾炷灸，这样对于身体的保健效果相当好。

气沉"丹田"强身体

气海穴和关元穴都位于下腹部，也就是我们常说的小肚子处。

气海穴也就是人们常说的"丹田"，是人体真气、元气生发的地方。"气"就是指人体呼吸出入的气息，也就是元气与其他各种气，如宗气、卫气、营气等等。"海"就是海洋，意喻广大深远、无边无际。气海，简单的理解就是气息的海洋。"气"在中医基础理论里面是一个很重要的概念，也是有别于西医学的一个重要概念。我们身体当中有好几处纳气的地方，譬如前面提到过的膻中穴，别名就是上气海。而下气海指的就是气海穴，在下腹部的前正中线，当脐中下 1.5 寸处。两处气海一个在胸腔，一个在腹腔，循环相应，周流不息，就好像海水升腾为云，又降为雨露这样一个天地之气的循环过程。如果这个循环出现问题，身体就会感到不舒服。

关元穴的"关元"是指这个穴位是元阴元阳出入的地方。"关"指的是枢纽、机关、开合之处，这里主要是关闭、关藏、闭藏的意思。"元"是指元气、天气，是万物生长的根本。大家都知道腹式呼吸，也就是深呼吸。我们在郊外游玩的时候，碰到一朵开得很鲜艳的小花，会情不自禁地上前深吸一口，这就是深呼吸。这种呼吸有什么好处呢？呼吸是人体与天地进行气体的交换，深呼吸就是将自然界的真气吸入丹田，让丹田内贮存更多的元气。元气充足，人体当然更加强健。

这两个穴和神阙穴一样，最好的刺激方法就是艾灸。古书有记载，每年春夏季节交替的时候，艾灸关元千壮，长久坚持，人就不再害怕寒冷暑热。尤其是关元，关藏的是我们人体的元气，也就是先天之本的肾气，这是我们与生俱来的。随着时间的推移，它会逐渐减少。但是我们艾灸关元的话，可以刺激肾气的活跃，补充肾气，防止它的快速消耗。

祛风止晕"风府"灵

中医学有"六淫学说"，也就是六种邪气，分别是风、寒、暑、湿、燥、火。其中又以风为首，称之为"百病之长"。在长期的摸索当中，人们发现，人体有很多地方很容易遭受风邪的侵袭而出现这样那样的症状，所以这些部位的穴位命名为"风"，如风府、风池、风门、翳风等等，这些地方基本都是风邪的藏身之所。在这些风穴当中，尤以风府穴为最。"风"是指风邪，"府"在过去是指衙门，风府穴就是统领风穴的衙门。在人体当中也这样，风邪侵袭人体，首先找的就是风穴的"衙门"。所以古人说："风府，受风要处也。"

若大家细心观察的话，会发现，几乎所有的风穴都在上半身，以头部居多。这是为什么呢？很简单，因为头居上部，而风性轻扬，最容易侵袭人体上部。北方人一到冬天，都会戴上厚厚的帽子，围着厚厚的围巾，这是最传统、也最简单的防止风邪侵袭，维护健康的方法。我们说风最喜欢侵袭头部，引起的第一病证就是头痛。风府穴治疗的就是后脑勺头痛。现代研究表明，按摩风府穴可以改善脑部血液循环，也就是大脑的血液供应，按摩完之后会觉得头脑特别清醒，不再晕晕沉沉的。

清热退烧找"大椎"

大椎在我们的背部最高点，背部本来就是阳面，所以大椎堪称阳中之阳。而且，它是督脉与手部三阳经的交会穴，所以阳气非常足。大椎是不是只是一个补阳的穴位呢？其实不然。大椎在第七颈椎下，古人排序，认为这是脊骨中的老大。我们摸后背会发现，这里比其他地方的脊骨要大要突起一些，正因为此，所以称之为大椎。既然是老大，当然要起带头作用，还要做到公平公正，才能服众。所以，它的作用不限于补阳，当阴阳相争的时候，刺激大椎，可以使阴阳平和。就像一个公正无私的老大，大椎穴在其间起着中正调和的作用。

因为大椎所在的位置阳气很足，所以刺激大椎穴对于提高人体免疫力、刺激抗体的产生，包括抑制肿瘤的生长、改善肺的呼吸功能等都有很好的作用。另外，大椎穴具有显著的泄热功效，高热或因内热引起的痤疮都可以通过大椎穴放血的方法进行调治。

强身健体灸"身柱"

身柱穴的"身"就不多解释了，重点解释一下"柱"字。"柱"在古代是指楹柱，就是直立在房子中起支撑作用的构件。大家可以想象一下，如果房屋的支柱倒塌了，房子还能完好无损地在那里为我们遮风挡雨吗？身柱在人体中的位置也是这样的，它在后背两个肩胛骨的中间，上接头部，下面和腰背相连，就像一个承上启下的支柱一样，如同我们身体的"顶梁柱"，要想五脏六腑、四肢百骸都能很好地工作，不出问题，一定要照顾好身柱穴。

通过刺激身柱穴能治疗很多疾病，如脑力不足出现的眩晕、肺气不足产生的哮喘、脾气虚弱导致的下陷脱肛等，都属于正气先虚，督脉的阳气无法上升所致。在治疗上，最重要的就是扶正祛邪，补足正气。因此，身柱穴最大的作用就是强身健体，增强体质，提高人体的抵抗力。

宽胸解闷寻"至阳"

有一句俗话叫做"冬至饺子夏至面"。中国古人很重视这两天，尤其是冬至，甚至认为"冬至大如年"，就是因为这两天是阴阳转换的关键节气，夏至是夏天的极致，冬至是冬天的极致。过了夏至，阴气开始生发，白天渐短；而过了冬至，阳气开始生发，白昼渐长。

人体当中也是这样，横膈以下为阳中之阴，横膈以上为阳中之阳。至阳穴就是阳中之阴到达阳中之阳的地方，也就是背部阴阳交关的地方。所以一些寒热交杂的病，比如疟疾等，刺激这一穴位效果很好。其原理在于，寒热交杂相当于阴阳相争，双方势均力敌，难分胜负。此时刺激至阳穴，就相当于给阳方派去了一支生力军，又怎能不胜券在握？

至阳穴在后背第七胸椎之下，是督脉阳气最旺盛之处，正所谓"至阴飂飂，至阳赫赫，两者交接成和而万物生焉"。所以，这个穴位能够治疗的疾病有很多。有的人经常感到心慌、胸闷、心跳时快时慢，尤其是心里有事的时候，这种感觉更明显。此时可以按摩至阳穴来调整。如果身边有亲人的话，最好趴在床上让亲人帮助按摩，按摩的力度可以重一些，给至阳多加一点动力，心慌气短的问题很快就能得到缓解了。

解忧安眠"灵台"妙

《内经》将五脏六腑比喻成不同的官职。"心为君主之官"，而灵台的"灵"就是指神灵，也就是心。"台"则是指台基、高台、号令之处。"灵台"，顾名思义就是君主宣德布政的地方。像这样的地方，我们知道，一定是要干净、清净，外人不能轻易入内的。所以古人说"灵台者，心也，清畅，故忧患不能入"。这个穴的作用就是修心养性，专治神志病。古籍中说："灵台无动谓之清，一念不起谓之净。"现在的人天天忙于追逐功名利禄，心很少有清净的时候，因此容易被各种各样的情绪病如失眠、抑郁症等所困扰。

灵台穴在人体背部，往上紧靠着心俞和神道二穴，是心这个君主行使其职能的地方。只有"灵台"纤毫不染，心才能专心致志地行使君主的职能，让各个脏腑各就各位地好好工作，这样，我们人体这架"精密仪器"才能安稳运转，保持健康。当感觉自己情绪不对，比如经常想哭，或脾气很大、老想发火，或没有什么具体的事情却总是莫名其妙睡不着觉等等症状出现的时候，可以用按摩锤轻轻地敲打灵台穴，可有效缓解以上不适。

肾阳虚衰求"命门"

"命门"非常重要。"门"是出入的枢纽。"命门"简单讲，就是生命出入的门户。

命门穴在人体的背后正中线，也就是腰部的两肾之间。中医学理论讲，肾是人的先天之本，肾阴肾阳（又称元阴元阳）分别藏在命门和肾当中，是人体生命的来源。而命门就是肾阳藏身的地方，也就是常说的"命门之火"。如果火力不足的话，就不能推动水的运行，肾水就不能上行，滞留在那里，表现出来的症状就是腰膝酸软、浮肿、男性阳痿、女性宫寒不孕等等，也就是人们常说的肾阳虚。现代人肾阳虚远远多于肾阴虚，因此补肾壮阳、加大命门之火就显得尤为重要。而加大命门之火，最简单的办法就是艾灸命门穴。

腰部疾病找"阳关"

腰阳关穴就相当于前面提到的关元穴在背部的投影。"腰"是指位置在腰上。"阳"是指在督脉上，督脉为阳脉之海。腰阳关就是督脉上元阴元阳的相交点。这个穴在人体的位置堪比阳关穴，"战略地位"极其重要，是阳气通行的关隘。其位于腰部，背后正中线上，第四腰椎棘突下凹陷中。腰阳关是专门治疗腰部疾病的穴位，尤其对于现代人因久坐久站等所导致的急性腰痛、腰扭伤等治疗效果十分好。

下 篇
中医文化之养生保健

第十一章　顺应四时

生、长、壮、老、已是人体生命过程的必然规律，而健康与长寿是有史以来人类普遍渴求的愿望。养生，古称"摄生""道生""保生""卫生"等，是指根据生命发展的规律，采取适当措施，以达到扶助人体正气，增强抗病能力，提高健康水平，减少疾病发生，从而延缓衰老、延长寿命的目的。中医学关于养生的认识，历史悠久，源远流长，为中华民族繁衍昌盛作出了重要贡献。

中医养生历来重视预防，正如《素问·四气调神大论》所说："圣人不治已病治未病，不治已乱治未乱……夫病已成而后药之，乱已成而后治之，譬犹渴而穿井，斗而铸锥，不亦晚乎！"中医学认为，疾病的发生主要关系到邪正盛衰，正气不足是疾病发生的主导因素，应遵循"防重于治"的原则，重点从增强人体正气入手，以保障健康，减少疾病发生。

四时，即指春、夏、秋、冬四季。《素问·四气调神大论》云："夫四时阴阳者，万物之根本也。"一年之中，四时交替，气候变化，万物而有生、长、收、藏。气候之变，皆有常度，春温、夏热、秋凉、冬寒，既不能太过，亦不能不及。人体若能顺应天地，合于四时阴阳，则健康无病。但若气候变化异常，或人体不能随着四时气候变化进行相应调整，便会出现不适，甚至生病。

四时气候不同，人的生理与病理也会出现相应的变化，如春季多温病、夏季多暑热、秋季多疟疾、冬季多寒湿咳喘等。正如《素问·金匮真言论》所说："故春善病鼽衄，仲夏善病胸胁，长夏善病洞泄寒中，秋善病风疟，冬善病痹厥。"此外，一些慢性疾病，也往往会在季节变换和节气相交时发作或者加剧。因此日常养生，应了解和掌握四时发病的规律，积极主动地采用具有针对性的预防保健措施，顺应四时，才能达到养生防病的目的。

第一节　春季养生

春季，起于立春，经立春、雨水、惊蛰、春分、清明、谷雨六个节气，止于立夏。

《素问·四气调神大论》云："春三月，此谓发陈，天地俱生，万物以荣。"春季，天气转暖，万物复苏，阳气始生，但尚未鼎盛，故称为少阳。我国民间历来有"春捂秋冻"之说。就是因为春季阳气未盛，气候变化较大，容易出现乍暖还寒的情况，加之春季多风，人体肌表腠理疏松，如果过早地换上薄衣，就很容易受寒，易患感冒、咳嗽、咳喘、哮喘等肺系病证。因此，在春季，必须注意衣着宽松舒展，又要柔软保暖御寒，尤其要注意背部保暖，并随气温变化及时增减，尤其是身体素弱或过敏体质之人，更需格外注意，外出时最好佩戴口罩。

中医学认为，春季属木，五脏之中与肝相应。"木曰曲直"，肝喜条达。春季养生，应与春季阳气生发之势相应，注重舒展、宣发、条达人体气机。应做到早睡早起，入夜即眠，不要熬夜，以保护阳气，促进生发；天亮即起，不要贪睡，多做户外活动，生发阳气以助其条达，否则容易出现头晕、失眠、乏力等病症。

根据中医学理论，四季进食应考虑五脏功能。春季肝气生发，但肝木旺则易克伐脾土。因此，春季饮食，宜减酸味、加甘味，以养脾气，诸如糯米、甘薯、大枣等皆能入脾健脾。早春时节，乍暖还寒，应少吃绿豆、黄瓜、冬瓜等寒凉食物，可多食芥菜、姜、蒜等温性食物，以祛阴散寒。晚春时节，天气渐暖，应以清淡饮食为主，切忌过食羊肉、辣椒、花椒、胡椒等大辛大热之品以防邪热化火。总而言之，春季人体代谢不断增强，各器官负荷增加，饮食应注意改善和促进消化吸收功能，不管是食疗还是药物治疗，都应有利于健脾和胃，补中益气，保证营养能被充分地吸收，以满足春季人体代谢的需求。

春季，人的情志特点与肝的生理相一致，多以善变、易郁、易怒为特征，并常伴有胸闷、烦躁、失眠等，因此春季的情志养生，当注重情志调节，宜豁达、舒畅、和缓，不可大喜大怒。

第二节　夏季养生

夏三月，始于立夏，经立夏、小满、芒种、夏至、小暑、大暑六个节气，止于立秋。

《素问·四气调神大论》云："夏三月，此谓蕃秀，天地气交，万物华实。"夏季为四季之盛，日长夜短，气候炎热，雨水充沛，万物茂盛。夏季阳气较春季更为壮大，故称为太阳。此时气温逐渐升高，衣着以轻薄、吸汗为好，材质可选棉质或麻质，亦可选用真丝质；汗出后需及时擦干汗液，衣物勤洗勤换，不可久穿湿衣，否则易使汗出不畅，阻碍气机，又易集聚湿气，导致湿疹等皮肤疾病。

夏季"日长夜短"，日常起居应与自然规律同步，迟卧早起，适当午休，可以恢复精力，也能回避暑热、防止中暑，一举两得。夏季午休时间可稍长，一小时左右为佳。另外，在夏季使用风扇、空调降温必须有度，不能汗出当风，不可冷水冲淋，否则邪气乘虚而入，轻则感冒、发烧等，重则面瘫、肢体偏枯等。与春季相比，夏季阳气盛大，人体气血旺盛，因此晨起运动的幅度可舒展大方、增大开阖，但需适可而止，不能大汗，以免耗伤津液，甚则伤阴中暑。若不胜烈日，户外游泳亦是佳选，但应注意做好热身运动，避免出现小腿抽筋等情况。

夏季饮食上，宜食热餐，少食生冷。若多食寒凉，则易伤及脾胃，痰湿内生，容易出现肢体困倦、精神萎靡、大便稀溏等症状。同时，由于夏季炎热，出汗较多，应注意补充水分，但饮水时宜小口慢饮，温凉适宜；不能豪饮，更不可一味贪凉。若出现头晕、乏力、口渴等不适，应马上避开烈日，换至荫凉之处。此外，夏季的食物容易腐败，因此日常饮食上应选择新鲜食物，陈旧、隔夜、酸腐食物不可食用，否则容易导致腹泻，甚则肠炎、痢疾等疾病。

夏季属火，五脏之中应于心。夏季暑热之时，若避之不及，易扰乱心神，使人烦躁不安，因此夏季情志调养应注意调心宁神，"使志无怒"尤为重要。

第三节　秋季养生

秋三月，起于立秋，经立秋、处暑、白露、秋分、寒露、霜降六个节气，止于立冬。

《素问·四气调神大论》云："秋三月，此谓容平，天气以急，地气以明。"秋季为肃杀之始，万物盛极而敛，收敛成实。此时为少阴肃杀之气，日常起居宜早睡早起，通过合理的起居，使人体气机与自然一致，以调养神气、减缓肃杀之气。秋季阳气渐收，阴气渐长，运动时应尽量缓和，不可追求汗出，如太极拳、八段锦、站桩、散步等均可起到锻炼之效。

秋季之时，天气渐凉，此时不要过早、过多地增添衣物，白露之前宜行"秋冻"养生，适当受冻，使阳气慢慢收敛，从而逐渐适应寒冷，否则会降低人对寒冷的适应能力。尤其婴幼儿，切不可骤添衣物，易使腠理开泄，加重幼儿感冒的可能性。值得注意的是，本身体弱多病、阳气不足之人，还是应当及早添衣，避免受寒。白露之后，早晚皆凉，此时不必再拘泥于"秋冻"之则，需添衣加被，否则易生秋季腹泻、感冒等疾病。除此之外，秋季属金，五脏之中应于肺。此时，肺脏易受燥邪侵袭，发为感冒、咳嗽、咳喘，甚则引发哮喘，因此出门宜佩戴口罩。

秋季饮食调养的重点，一为润燥，二为养肺。可根据温燥凉燥之分，使用相应的润燥之物，如龙眼、银耳、雪梨、甘蔗、蜂蜜等；也可使用一些中药，如生地黄、玉竹、沙参等，熬粥食用。少食辛燥之物，如花椒、薯片等。饮食上还可多吃酸味的食物，以补益肝气，如西红柿、醋等，入肝养肝，使肺肝制化平衡。尤其需要指出的是，秋季虽为瓜果丰收的季节，但不宜多食，避免损伤脾胃，化生痰湿，必须适可而止。

秋季养神的关键是"使志安宁"，应遵循"养收"的原则，保持精神安宁。秋季往往也是情志病多发的季节，容易郁郁寡欢，重则生出轻生之念，此时需多与人畅谈，或放声痛哭，抒发胸中郁闷。秋季之时，正值重阳，不妨登高望远，既能锻炼身体，又能舒畅情志。

第四节　冬季养生

冬三月，始于立冬，经立冬、小雪、大雪、冬至、小寒、大寒六个节气，止于立春。

《素问·四气调神大论》云："冬三月，此谓闭藏，水冰地坼，无扰乎阳。"冬季阳气消尽，阴气主时，天寒地冻，草木凋零，万物蛰伏。冬季属太阴闭藏之气，日常起居中应多收藏阳气、养护阴气，与冬季阴盛阳衰的特点相合。起居宜早睡晚起，天明日出，方可起床。入冬之后，阳气收藏，阴气较盛，天气寒冷，锻炼时应收藏阳气，防寒防冻，可以用室内运动代替户外运动，如在室内练拳、做操、打乒乓球等，微微出汗即可。锻炼幅度要循序渐进，由小到大，不可过度。

冬季天气寒冷，常见感冒、哮喘、慢性支气管炎等呼吸系统疾病，其中，老人、儿童为易感人群。因此，冬季保暖尤为重要，腰、腿、胸背等处为保暖重点，外出时需戴口罩。寒冷气候，容易导致四肢受寒，寒湿痹证、冻疮等病证多发。尤其老年人，由于关节功能退化，多有关节炎、肩周炎、腰腿疼痛等病，每遇气温骤降或雨雪天气时发作，酸楚重痛，活动不利。因此，冬季时应特别注意手脚的保暖，外出需备厚的手套、鞋袜。冬季多发病中，最危险的莫过于心脑血管疾病急性发作，素有此类病史的人，需密切观察和看护，一旦出现心悸、胸闷、胸痛等不适，必须马上就医。

　　冬季天寒地冻，饮食上可以适当温补。食物上，可选择羊肉、牛肉、鸽肉、花椒、胡椒等物，既可驱寒，又可补益阳气。但同时也要注意，切不可一味进补，容易郁闭而生痰火。民间俗语说："冬吃萝卜夏吃姜。"此时不妨使用一些白萝卜，宽肠通便、理气化痰、清热生津，有利于脾胃运化。另外，可适当选择一些味咸、色黑的食物，如黑芝麻、黑豆、黑米等，以补益肾气，但不可久食多食，应根据个体情况，适度为宜。

　　冬季的三个月是一年中阴气最盛的时节，此时养神应着眼于"藏"，包含少欲之意。欲望过度，易使相火妄动，久而久之，常发乏力、口干、烦躁易怒等症。冬季常发忧郁之症，要多晒太阳，通向阳气，调畅情志，使气机通畅，抑郁自散。

第十二章　起居有常

　　起居有常，是指人们在日常生活中合理地安排起居作息，妥善处理生活方式及生活习惯，建立符合自身生物节律的活动规律，以保证身心健康、延年益寿的方法，又称起居调摄法。起居有常包括居住环境、作息有常、劳逸适度、睡眠调摄等。

　　中国的传统起居养生有着数千年的历史。《素问·上古天真论》中就有一段有关起居养生的论述："上古之人，其知道者，法于阴阳，和于术数，食饮有节，起居有常，不妄作劳，故能形与神俱，而尽终其天年，度百岁乃去。"中医养生之道，在生活起居方面，特别强调要"有常"。

第一节　居住环境

　　居住环境，是指人们居住地周围的自然环境。

　　自然环境是人类赖以生存的重要条件，其中，居住地的自然环境更是与人体健康有着密切联系。如果是适宜人生存的居住环境，则会有效地增强人体体质，防治疾病，甚至增加岁数，延长寿命。

　　人类适宜的居住环境应具备哪些条件呢？结合古代与现今的研究情况，大致应具备以下几点：新鲜的空气、充沛的阳光、纯净而充足的水源、良好的植被及自然优美的景观等。这种适宜人类居住的环境，不仅满足人类基本的物质生活需求，而且满足人类心理上追求美的需求，甚至还可与不同的民族、风俗相协调。当然，居住在这样的自然环境中肯定是很美好的，但对目前生活在喧闹城市的我们而言则很难实现。因此，如何从实际情况出发，因地制宜地选择住宅，建立一个科学合理、安静舒适的居住环境是非常必要的。比如，城市住宅虽然没有自然山水的装饰，但可通过增加植物绿化，增置花园、喷泉，楼宇之间留出适当空旷地带及建造假山、影背，形成人工景观。

因此，在选择居住环境的时候，应尽量选择那些山川秀丽、阳光充足、空气新鲜、水质优良、树木花草茂盛的地方，要远离有水源、噪声、空气或放射污染的地区，以保证居住环境的舒适安全。如果居住环境确实不太好，也可以多多走出家门，来到有花花草草、山山水水的视野开阔、空气新鲜、风景秀丽的公园或森林内活动。有便利条件的中老年人，还可以到有森林湖泊的郊区去游泳、登山、垂钓、采摘，或到风景名胜地区去旅游，这样既能呼吸新鲜空气，还进行了有氧运动，对中老年人的养生保健十分有益。另外，如果条件允许，有许多慢性疾病的患者或亚健康人群，每年可以适当抽出空闲时间，去自然环境好的地方养养身体、修修心，把自己的身心状态调整到健康水平。

第二节　作息有常

作息有常，是指在日常生活中的作息要顺应自然界一天之中昼夜晨昏和四季当中春夏秋冬的变化规律，且尽量做到持之以恒。

中医养生学认为，"精、气、神"为人身之三宝。神为生命的主宰，能够反映人体的脏腑功能和体现生命的活力，故有"失神者死，得神者生"之说。人们起居有常，作息合理，主要作用就是能够保养人的精神，使人精力充沛，面色红润，目光炯炯，神采奕奕。因而清代名医张隐庵称："起居有常，养其神也。"长期的起居无常、作息失度，会使人精神萎靡、面色萎黄、目光呆滞无神。

一、一日作息

人体应按照"日出而作，日落而息"的原则来安排每天的作息时间。中医学认为，一日之内随着昼夜晨昏阴阳消长的变化，人体的阴阳气血也进行相应的调节而与之相适应。在白天，人体的阳气运行于外，推动着人体脏腑组织器官发挥正常的功能，所以白天是学习或工作的最佳时机；在夜晚，人体的阳气内敛而运行于里，这个时候身体需要休息以便恢复精力。西医学研究也证实，人体内的生物钟与自然界的昼夜规律相符，按照体内生物钟的规律而作息，有利于获得健康。

在每日起居养生中，还应注意要长期坚持"冷面、温齿、热足"的保健方法。

1. 冷面　冷面是指用冷水（水温20℃左右）洗脸。在一般情况下从水龙头流出来的自来水基本上就是20℃左右的冷水，可以直接用来洗脸。用冷水洗面可以提神醒脑，使人头脑更为清醒，特别是早晨用冷水洗脸对大脑有较强的兴奋作用，可以迅速驱除倦意，振奋精神。冷水洗面还可以促进面部的血液循环，增强机体的抗病能力。因为冷水的刺激可以使面部和鼻腔的血管收缩，冷水刺激后血管又反射性地进行扩张，一张一弛，既促进了面部的血液循环，改善了面部组织的营养供应，又增强了面部血管和皮肤的弹性，所以除了能够预防疾病外，还有一定的美容作用。

2. 温齿　温齿是指用温水（水温35℃左右）刷牙和漱口。我们知道人体口腔内的温度是恒定的，牙齿和牙龈在35℃左右温度下才能进行正常的新陈代谢。如果刷牙或漱口时不注意水温，经常给牙齿和牙龈以骤冷骤热的刺激，则可能导致牙齿和牙龈出现各种疾病，使牙齿寿命缩短。特别是在冬季气候寒冷的时候，刷牙漱口时更要注意用温水。有研究资料表明，用温水刷牙有利于牙齿的健康；反之，长期用凉水刷牙，就会出现牙龈萎缩、牙齿松动脱落的现象。

3. 热足　热足是指每晚在临睡前用热水（水温在45～50℃）泡脚和洗脚。中医学认为，双足是人体阳经和阴经交接之处，有许多穴位在此处，能够对全身的气血运行起重要作用。从西医学的角度讲，足部为肢体的末端，又处于人体的最低位置，离心脏最远，血液循环较差。用热水泡脚洗脚，从中医讲可以促进人体的气血运行，并有舒筋活络、颐养五脏六腑的作用；从西医讲可以促进全身血液循环，从而达到增强机体各个器官的生理功能和消除疲劳的目的。

二、一年作息

人体应按照春夏秋冬四季变化的规律对起居和日常生活进行适当的调整。一年四季具有春温、夏热、秋凉、冬寒的特点，生物体也相应地具有春生、夏长、秋收、冬藏的变化。人体在四季气候条件下生活，也应顺应自然界的变化而适当调节自己的起居规律。《内经》称"春三月……夜卧早起；夏三月……夜卧早起；秋三月……早卧早起；冬三月……早卧晚起。"意思是说，根据四季变化调整自己的作息，顺应自然，能够改善睡眠质量，起到很好的养生作用。具体做法如下：

1. 春天晚睡早起　春三月，是推陈出新、生命萌发的时令。中医养生学认为，在春天要"夜卧早起，广步于庭，被发缓形，以使志生"（《素问·四气调神大论》）。根据天人合一的理论，这个季节人们应该晚睡早起，起床后要头发疏散，衣着宽松，在庭院内进行散步和呼吸锻炼，使精神轻松愉快，不要有杀伐之心、抢夺之欲、无名之怒，不要过分劳累或发脾气，以保持体内的生机和精神的充实和谐。春天是万物开始生长之季，天地之气开始萌发，故春天的作息应该是"夜卧早起"。

2. 夏天睡眠最短　夏三月，是万物繁荣秀丽的季节。《素问·四气调神大论》说："夜卧早起，无厌于日，使志无怒，使华英成秀，使气得泄，若所爱在外，此夏气之应，养长之道也。"在夏季，人们要晚睡早起，不要厌恶白天太长，使情志愉快，心中没有郁怒，像有花苞的植物一样，容色显得秀美，使体内阳气能够向外宣通开发，这就是适应夏季养长之气的道理。而中午是夏季一天中温度最高的时候，人们往往提不起精神思考和做事，这时就可以利用午睡弥补晚间缺少的睡眠时间，通常可以睡上半个小时或者一个小时，超出这个范围会适得其反，很可能导致晚上的睡眠出现紊乱。

3. 秋天早睡早起　秋三月，是收藏的季节，自然界的阳气由疏泄趋向收敛、闭藏，秋风清肃，众生收杀。《素问·四气调神大论》指出："早卧早起，与鸡俱兴。"秋季天高风急，地气清肃。在起居方面宜早睡早起，像鸡一样夜寐晨起，以保持神志的安宁，以减缓秋季的肃杀之气对人体的影响。早卧以顺应阴精的收藏，以养"收"气，可以避免秋天晚上凉气伤肺。俗话说："一场秋雨一场寒，三场秋雨要穿棉。"在秋季早睡还可以避免风寒的入侵及收敛肺气，符合养生之道和人体的需求。早起以顺应阳气的舒长，使肺气得以舒展，防止收之太过。秋天早起，可以选择空气清新、安静空旷的地方，例如江边，或者公园、小区里，打打太极拳或八段锦，练练气功、散散步，都可以起到不错的养生效果。

4. 冬天早睡晚起　冬三月，水冰地坼。此时，万物生机闭藏，阳气潜伏，阴气逐渐盛极。由于自然界因素的影响，人类也与自然生态一样，冬季昼短夜长，人的睡眠时间相应增多。《素问·四气调神大论》曰："早卧晚起，必待日光。"可见，早睡是为了养护阳气，保持温热的身体；迟起是多养阴气，待日出而作，避严寒，求温暖。西医学研究也证实，冬季早睡晚起可避免低温和冷空气对人体的侵袭而引发呼吸系统疾病，同时也可以避免因严寒刺激诱发的心脑血管疾病。充足的睡眠还有利于人体体力的恢复和免疫功能的增强，有益于预防疾病。

第三节　劳逸适度

劳逸适度，是指劳动强度与休息均要适合机体生理功能的要求。劳动是人类赖以生存并改造自然的必要活动之一，安逸是恢复或增强机体生理功能的休息过程。劳和逸之间具有一种相互对立、相互协调的辩证统一关系，二者都是人体的生理需要。人们在生活中，必须有劳有逸，既不能过劳，也不能过逸。

一、过劳

适当劳作可调节气血运行，增强生理功能，是健康长寿不可缺少的。但过劳则有损于健康，所谓"过劳"，是指过度地劳累而有损身体健康，有"劳神过度""劳力过度"及"房劳过度"之分。

（一）劳神过度

当今社会竞争激烈，人们所要承受的压力也在日趋加大，劳神过度的现象尤为突出。过度地用脑会引起疾病的发生，中医学称为"心劳"。中医学认为，脾主思，如果是劳神过度，容易损伤到脾，思虑过度，脾气郁结，导致脾胃功能减弱，消化不良，可出现食欲不振、腹胀便溏等胃肠道表现。另外，中医学认为，脑为"精明之府"，是人体全部精神意识思维活动的物质基础，是精神作用的控制系统，是精神意识活动的枢纽。脑主思维、主记忆、主感觉认知、主运动、主五志七情、主五官七窍，且与各脏腑经络关系密切。

用脑过度，营血暗耗，可致五脏亏虚、脑无所养而记忆下降、反应迟钝；心脾两虚可致心悸、失眠、肢软乏力、多梦；肝肾不足可致头昏目涩、健忘多梦。平时用脑过度还会导致肝阳偏亢、瘀血阻窍、气血亏虚、肾精不足等病理改变，以致头窍失养或清窍被扰，而容易引起头疼、头晕等症状；如果再侵犯胃腑，就容易引起恶心。

（二）劳力过度

劳力过度主要是指体力劳动负担过重（包括剧烈运动）、时间过长，得不到应有的休息，积劳成疾。《素问·宣明五气》曰："久视伤血，久卧伤气，久坐伤肉，久立伤骨，久行伤筋。"

1. 久视伤血 《素问·五脏生成》曰："肝受血而能视。"肝开窍于目，肝又藏血，所以说"久视伤血"，就是经常专注地看东西，不仅对眼睛有损伤，同时还能伤血气。

2. 久立伤骨 站立是人体最基本的体位之一，站立时间过长或姿势不当，会导致腰、腿等承重部位的骨骼受伤，所以叫做"久立伤骨"。

从事"站立"职业的人，如教师、服务员、空姐、售货员等，由于"久站"不可避免，可加强自我防护，如经常变换姿势，不要一种姿势保持过久，适当活动颈肩背腰来缓解骨骼、肌肉的紧张，在鞋子选择方面，鞋跟不宜高，以减少脊柱的压力，通过以上方法，可适当降低"久立"的危害。

3. 久行伤筋 经常地行走时间过长，走路过猛，容易使膝关节过度疲劳。而"膝为筋之府"，因此说"久行伤筋"。这里所说的"久"指的都是过度的意思，适当走路，每天适当散步一小时左右对膝关节、腰、肾都有好处，但如果一天走上八九个小时，这就是过久了，就会对膝关节和经脉造成损伤。

（三）房劳过度

房劳过度即过于频繁的性生活，则耗伤精气，而出现腰膝酸软、眩晕耳鸣、性功能下降等症状。中医认为正常而适度的性活动对人体的健康很有帮助，但若是纵欲过度，不能节制性生活，就容易耗伤人体的肾精，从而引起机体抗病能力下降，易感染疾病。房事养生保健要根据人的年龄、体质、四时气候变化等各方面的差异来进行改变。青年时期，体质较强，精力旺盛，精气充沛，性活动可适当增加；中年以后，体质逐渐减弱，要注意节制性欲，节制房事，保存阴精；老年人体质较弱，精力不济，肾精不足，要注意"远房闱"。

二、过逸

过度安逸同样可以致病。中医养生学还认为，过逸（是指完全不参加或很少参加劳动或体育锻炼而言）会使机体的气血运行迟缓而不畅，脾胃的消化功能减弱，气血生成不足，正气下降，抗病能力降低，食欲不振，精神萎靡，易感染疾病。《内经》也明确提出"久坐伤肉""久卧伤气"。

1. 久坐伤肉 中医学认为，"久坐"会使血脉流行不通畅，因此"伤肉"。这里的"肉"指的是肌肉。现在有好多人，尤其是在办公室工作长期久坐的人，还有一些就是退了休之后，天天坐在沙发上看电视经常坐着的人，时间一久两条腿肌肉萎缩、变细，腿部和臀部肌肉松弛，走路没有力量，稍微一走路腿就会累，就会发沉，同时还容易骨折。脾主肌肉，主运化，所以经常久坐的人，脾胃也不好，没胃口，不爱吃饭。

2. 久卧伤气 睡眠时间过长，经常赖床不愿意起床，这种情况会伤气。因为肺主一身之气，过度卧床就会使肺缺乏新鲜空气的调节。肺的宣发肃降功能不强健，人体的气久而久之也会受伤。

三、劳逸适度

正常的劳动是日常生活中所必需的，不但有利于人体气血的运行，还能增强体质，预防疾病而有益于健康。历代养生家都非常强调劳逸适度对健康的影响。中医学认为，"劳则气耗，逸则气滞"，劳逸适度是保肾固精，避免五脏生理功能失调的重要措施。孙思邈《备急千金要方·道林养性》说："养生之道，常欲小劳，但莫疲及强所不能堪耳。"长久以来的实践证明，劳逸适度对人体养生保健起着重要作用。劳与逸的形式多种多样，且劳与逸的概念又具有相对性，应当根据个人的具体情况合理安排。养生学家主张劳逸结合，互相协调，劳与逸穿插交替进行，或劳与逸互相包含，劳中有逸，逸中有劳。

1. 体力劳动轻重相宜 在工作中，要注意劳动强度轻重相宜，安排好业余生活，使自己的精力、体力、心理等得到充分恢复和发展。根据体力量力而行，选择适合的内容，注意轻重搭配。

2. 脑力劳动要与体力活动相结合 脑力劳动偏重于静，体力活动偏重于动。动以养形，静以养神，体脑结合，则动静兼修，形神共养。如脑力劳动者可进行一些体育锻炼，使机体各部位得到充分、有效的运动；还可从事美化庭院活动，在庭院内种植一些花草树木，并结合场景吟诗作画，陶冶情趣，有利于身心健康，延年益寿。

3. 家务劳动秩序化 家务是一项繁杂的劳动，包括清扫、洗晒、烹饪、缝补、尊老爱幼、教育子女等，只要安排得当，则能够杂而不乱，有条不紊，有劳有逸，既锻炼身体，又增添精神享受，有利于健康长寿。反之，若家务劳动没有秩序，杂乱无章，则形劳神疲，甚至造成早衰折寿。

4. 休息保养多样化　要做到劳逸结合，就要注意多样化的休息方式。休息可分为静式休息和动式休息。静式休息主要是指睡眠。动式休息主要是指人体活动，可根据自身情况选择不同的形式，例如听相声、听音乐、聊天、看戏、下棋、散步、观景、钓鱼、赋诗作画、打太极拳等。总之，动静结合，寓静于动，既达到休息目的，又起到娱乐效果，不仅使人体消除疲劳，精力充沛，而且使生活充满乐趣。

第四节　睡眠调摄

睡眠是人体的正常生理过程，有助于精神及体力的恢复。在中医学看来，睡眠是"阴阳和谐""营卫调和"的表现。中医养生极为重视睡眠，认为"药补不如食补，食补不如睡补"。战国时名医文挚对齐威王说："我的养生之道把睡眠放在头等位置，人和动物只有睡眠时才生长，睡眠帮助脾胃消化食物，所以睡眠是养生的第一大补。人一个晚上不睡觉，造成的损失一百天也难以恢复。"由此可见睡眠对于养生的重要性。

一、科学睡眠

1. 睡眠前准备　睡前不可饱食，亦不可饥饿。饮食对人体是不可缺少的，对帮助人们安静入睡也很重要。凡是在睡觉前不适当地进食或狂饮，都能给睡眠带来不利的影响。《彭祖摄生养性论》说："饱食偃卧则气伤。"《抱朴子·极言》曰："饱食即卧，伤也。"《陶真人卫生歌》说："晚食常宜申酉前，何夜徒劳滞胸膈。"这些都说明饱食即卧，则脾胃不运，食滞胸脘，化湿成痰，大伤阳气。陶弘景《养性延命录》中说"饱食即卧生百病"，意指进食过饱后立即睡卧易生多病，因此睡前应少吃，以不饥为度。这与《素问·逆调论》中"胃不和则卧不安"的理论相契合。"若食后必欲卧，则宜右侧卧，以舒缓脾脏之气"；若食久，则左侧卧右侧卧均可以。

饥饿状态下入睡则饥肠辘辘，难以入眠。俗话说："早饭宜饱，午饭宜好，晚饭宜少"。这是符合中医养生思想的。在日常生活中，要养成规律睡眠的卫生习惯，按时进餐，按时作息，尽早入睡。

2. 睡眠环境 要求安静不吵闹，光线幽暗不刺眼，室内空气新鲜，温度和湿度适宜。尤其要注意床垫应软硬适中，如果过硬，全身肌肉不能放松得以休息；过软，脊柱上附着的韧带和椎间关节负荷过重，会引起腰痛。一般睡一觉醒来第二天出现腰痛，此种情况很有可能是床具的不当造成的。枕头的实际高度以稍低于肩到同侧颈部的距离为好，过高和过低容易引发落枕或颈椎病。长度要够就寝者翻一个身，枕芯最好选择易散热、透气性好的材料填充，如荞麦皮、灯心草等。此外，在中医理论的指导下，可根据年龄、体质、疾病的具体情况，设计保健药枕，对睡眠和健康都有好处。

3. 睡眠姿势 睡眠的姿势，因人的习惯不同而多种多样，但基本姿势有三种，即仰卧、俯卧和侧卧。一般认为，仰卧有利于血液循环，但应注意不要将手放在胸部，以免有压抑感，易引起噩梦。侧卧可使全身肌肉松弛，有利于肠胃的蠕动，侧卧时腿要自然弯曲，枕头不宜过高或过低。许多人提倡睡时要"卧如弓"，古今医家大多提倡以右侧卧位为佳，这是因为右侧卧的优点在于使心脏在胸腔中受压最小，利于减轻心脏负荷，使心排血量增多。另外，右侧卧时肝处于最低位，肝藏血最多，加强了对食物的消化和营养物质的代谢。右侧卧时，胃及十二指肠的出口均在下方，利于胃肠内容物的排空。故《老老恒言》说："如食后必欲卧，宜右侧以舒脾气。"对脾胃虚弱者来说，饭后左侧卧，感到不舒服，影响消化功能。头足的朝向，以东西向为宜，避免头北脚南。总之，睡眠姿势的选择，应有利于迅速入睡，以睡得舒适为宜。

4. 合理的睡眠时间 对于成年人来说，通常认为睡眠时长在 8 小时左右为宜。小孩子需要更长时间的睡眠，这是因为小朋友生长发育需要，特别是大脑神经系统发育所必需的。对于老年人来说，一般能保证每天 6 个小时左右的睡眠就可以了。当然，以上属于普遍情况，由于存在个体的差异性，在尽量保证自己的睡眠时间能达到上述标准的前提下，每个人还是要根据自己的情况来判断，不能一概而论。

判断睡眠状况如何，时间只是一个方面，睡眠的效果也非常重要。如果睡醒后精神振奋、疲劳消失、心情愉快、精力充沛，这样的睡眠应该就是合格的。相反，如果醒来依旧感觉精神疲惫、精力不足、心情不佳，即使睡眠时间足够长，睡眠状况依旧存在问题。一定要及时调整自己的睡眠时间、习惯。

5. 睡好子午觉　子午觉，简而言之就是在子时和午时睡觉。子时、午时到底是什么时间呢？中医学将一天 24 小时分为 12 段，每段为一个时辰，子、丑、寅、卯、辰、巳、午、未、申、酉、戌、亥，每个时辰有两个小时。按北京时间推算，23：00 至第二天 1：00 为子时，依次类推，11：00～13：00 为午时。从《内经》中我们知道，人体的生发之机从子时开始。子时（23 时～1 时）"一阳生"，是阳气发动、万物滋生的关键时刻；而午时（11 时～13 时）则是"一阴生"的阴阳相交时刻。子时是肾所主时，肾在五行中属水，肾水上升，可交于心火，则心火不至于过旺；午时是心所主时，心在五行中属火，心火下降，则肾水不至于过度寒凉。如果能在这两个时辰中做到充足睡眠，入睡静养，则心肾相交，水火相济，阴阳协调，人体自然会精力充沛。所以，人除了晚上睡觉以外，还应顺应天道自然的规律，于午间小睡一觉，不仅可以储存精力，而且不干扰阴阳相交，使阴阳平衡，人自会健康长寿。

二、跟国医大师学睡眠养生

1. 国医大师李玉奇：睡好"心"，才能睡好觉　国医大师李玉奇得享 94 岁高寿，被誉为"北国杏林泰斗，辽沈中医柱石"。李玉奇常说："想睡觉，先睡心。"中医学认为，十二经脉之血皆主于心，十二经脉之气皆感而应心，心失所养，则神不守舍。因此，对失眠的治疗应从补益心气着手。李老根据"心主神明""先睡心、后睡人"等中医古训，精炼成方，被传承人制成了良药"养心丸"。养心丸注重补心气，补而不腻，利而不破，解决心失所养、脑失濡养的问题，起到益气、养血、安神的功效。南宋理学家蔡元定在《睡诀铭》中说："睡侧而屈，觉正而伸，勿想杂念。早晚以时，先睡心，后睡眼。"孙思邈在《千金方》中也提出过"能息心，自瞑目"的睡眠理论。睡好"心"才能睡好觉，这是历代养生家的共识。

2. 国医大师路志正：睡前沐足睡得香　中国中医科学院主任医师、国医大师路志正已有百岁高龄。路老习惯早上搓脸和晚上睡前沐足。他说晚上沐足有助于把血引下来，让大脑容易进入睡眠状态。有的老年人睡不好，可能是因为血瘀体质或者阴阳失衡导致的。可以辨证内服中药，结合中医外治的足浴疗法，效果会更好。血瘀体质的人可选用中药泡脚：艾叶6g，红花6g，怀牛膝30g，丹参30g，桂枝10g。

3. 国医大师禤国维：睡前先喝半杯水　国医大师禤国维每天的作息很规律，多年来坚持晚上11点睡觉，早上5点半起床，每天睡6个小时左右。他说，熬夜对身体损害较大，最典型的就是易疲劳，导致人体免疫力下降，所以保证一定的睡眠很重要。禤老还有一套自己的喝水方法：一般睡前喝下半杯水后再睡觉。他解释说，睡前半杯水，可以补充睡眠时丢失的水分，特别是有脑梗或心梗病史的人，一定要睡前喝半杯水，以防因缺水而再次引起脑梗或心梗。中医学认为水能补阴、养阴，是滋阴生津的第一天然食材。睡前喝水最大的好处是可以降低血液黏稠度。因此，睡前即使不渴也最好喝点水，稀释血液黏稠度，减少心肌梗死、心绞痛、脑血栓等突发事件发生的概率。禤老建议心血管患者在床头放一杯水，夜里醒来时还可以抿一口。对于糖尿病患者来说，保持一定的水分还有利于控制血糖。有些女性可能会质疑，睡前喝水第二天起床脸会不会水肿？其实，睡前喝水的关键是要适量，一般睡前半小时喝一小杯水即可。睡前不能大量饮水，尤其是严重肾衰竭及已进行透析治疗的患者，大量喝水会造成身体负荷增加，引起水肿等症状，严重的甚至会诱发心力衰竭。心脏功能不好的人睡前大量喝水，还可能加重心脏病病情。另外，睡前大量喝水，也会增加夜尿的次数，影响睡眠质量。

第十三章 饮食有节

饮食有节，是指饮食要适时定量，不可过饥或过饱，更不可暴饮暴食。过饥会造成机体营养的来源不足，从而影响身体健康；过饱则会加重胃肠道的负担，影响营养的消化和吸收。食无定时也好，忍饥不食也罢，都会扰乱胃肠道消化的规律，导致脾胃功能失调，消化能力减弱，影响营养的吸收和输送。

饮食养生就是我们耳熟能详的食养、食补、食疗，就是以膳食来预防疾病、调理身体的方法。早在1400多年前孙思邈所著《备急千金要方》中就有"食治方"的记载。《食疗本草》一书中也记载了很多饮食养生的方法。"食养"的重点在"养"，应用于健康人群的养生和疾病恢复期的人们重新获得健康。五谷是基础，五畜是补益，五果和五蔬是帮助消化，各有味道，调补脏腑，共同养生。

中医学认为，食物和药物同出一源，两者皆是源于自然，是天然产品，所以称为"食药同源"。食物防治疾病的作用同样是通过祛除体内病邪，消除疾病发生的原因，又或是补虚扶弱，调整和重新构建脏腑气机、功能，以达到阴阳平衡、恢复健康的目的。中医学一向重视饮食养生，注重饮食保健的作用，认为合理安排日常饮食就能达到养生保健的作用，也就是说，饮食调养的方法正确，自然就会身体健康，也就防止了疾病的发生。

纵观几千年的饮食文化发现，从整体看来，华夏子孙的饮食习惯主要是在以素食为主的基础上做到荤素搭配，达到均衡膳食。

第一节　五谷为养

五谷为养是进补的基础。五谷包括粟、麦、稻、黍、菽，均为可以长期食用、安全无毒的植物。

1.粟　它的种子就是谷，其实就是我们日常实用的小米。中医学认为，小米性温，味甘，是补益后天之气，也就是补益脾胃的食养首选。患风寒感冒，服用桂枝汤后，可用小米粥帮助桂枝汤发挥功用。大病初愈，食欲不佳，不宜吃荤腥，而首选的就是小米粥。小米最容易被消化吸收，尤其适合脾胃功能虚弱的人群。

小米的做法包括稀粥、稠粥和干饭。稀粥，就是水多米少，适合有水肿、腹胀、尿路结石、前列腺肥大等尿闭情况的患者，但不适宜糖尿病、遗尿、尿频的患者。小米补脾，根据中医五行生克的理论，补益脾胃的食物很大可能会削弱肾的功能。所以，有上述情况的人群可以在小米粥中加入芡实、核桃仁、松子等补肾的食物或药物，就可以达到兴利除弊的目的。稠粥，特别是浮在小米粥上的米精，就是民间俗称的米油，对胃黏膜有非常好的保护作用，补益脾胃的效果也非常好。对于不能吃冷热、酸辣等刺激性食物的胃病患者，稠粥是最好的滋补食品。小米干饭有帮助产妇恢复气血和助下奶的作用，建议用长时间熬炖出来的牛肉汤拌在小米干饭里面食用，补益效果更佳。当年新下的小米滋补效果最好，存放年久的小米（陈仓米）滋补效果和口感相对就差一些。但是陈仓米煎汤可以用于营养过剩的患者，或者消化吸收功能弱的人群，尤其适合经历了大吐、大汗、大下以后脱水伤阴的人群食用。

2.麦　专指小麦。小麦主要在北方种植，秋播、冬灌、春穗、夏收。小麦的生长过程经过了寒冬，天气越冷，霜雪越大，来年小麦就会长得更好，所以北方更适宜种植。小麦味甘，性温热，在补益脾胃的基础上还有温补舒畅肝胆气血的作用，间接起到温补心气和心血的作用。

当女性出现情绪和情感障碍时，如整天莫名悲伤、哭泣，总是打哈欠，可以用《伤寒论》的甘麦大枣汤，其中起疏肝理气、调畅心气作用的就是小麦。针对女性更年期出现的烘热、自汗、盗汗、易激惹、喜怒悲哭无常等症状，可以用干瘪、不饱满、一淘洗就会浮在水面上的小麦（浮小麦）磨成粉，让其服用，有很好的敛汗、止汗作用。在五谷里，小麦蛋白质含量最高，营养价值和口感最好。对于消化能力好的人，无论用何种烹饪方法都没有问题；而消化能力较弱，脾胃虚寒的人可能会对小麦过敏，吃不了面条，吃了可能出现腹痛、腹泻、呕吐、胀气等情况，可以选择食用经过发酵后的小麦食品。加工小麦不能过于精细，比如经常吃特别筋道的白面的人会变得越来越躁，建议多食用看似不白，蒸出来颜色发黄发黑但有麦香的馒头。日常饮食偏于肥甘厚味的人群，建议多选择吃全麦饭以消油腻。

3. 稻　又名水稻，即大米，适合南方种植。大米性凉，味酸，能够滋补肺、大肠、皮毛，使人肺气足、肺津生，皮毛润泽，大便通畅。大米主要分为籼米和粳米两大类型。籼米，米粒较长，煮饭后黏性较弱，膨胀性大，含糖量较高，蛋白质含量较低，但容易消化，因此不那么抗饿。粳米短而厚，煮饭后黏性较大，膨胀性较小，含糖量较高，蛋白质含量相对较高，口感和营养价值相对籼米较高。《伤寒论》方白虎汤中就有粳米，用来治疗大热、大汗等症状。水稻中还有一种叫糯米，黏性最高，蛋白质含量也较高，口感好但不易消化，脾胃不好的人群要少吃，尤其注意不要夜间食用。大米是南方人的主食，建议脾胃虚寒的人群在做大米饭的时候加入桂皮、小茴香、高良姜等，可以帮助消化吸收。还可以吃炒米、贴锅的米饭焦、醪糟、大米炒饭，也能平衡米饭的寒性。

4. 黍　俗称黄米。一般是磨成粉，用水和好，蒸成黄米糕食用。黄米糕具有黏性，蛋白质含量较高，味甘，性偏温，适合脾胃虚寒、消化功能较弱者食用。它的营养价值和滋补功能在五谷中居首位。能够补益心、心包、小肠、三焦诸经的气血，适合心气虚，见到生人就脸红心跳，有社交恐惧症的人群，以及呕心沥血、劳心过度的人群。所以，古人把黄米糕看作是大自然馈赠给中国人最好的礼物之一。

5.菽 主要是指大豆，味甘，性平，归肾经。大豆常指的是黄豆和黑豆。大豆的油脂含量最高，蛋白质和纤维含量较高，含糖量最低。豆腐就是最佳的食用方法。以大豆为原料制作豆腐，其变化过程主要表现在大豆蛋白质的变化方面。《淮南子》中载有制作豆腐的工艺。步骤一，首先将大豆浸泡之后，用石磨磨成豆浆，过滤，再将过滤后的豆浆煮沸即能饮用。煮沸的豆浆浮起来的油皮就是腐竹。步骤二，在煮沸的豆浆中按照一定比例加入卤水制成豆腐。有观点认为卤水有毒，所以改用石膏替代了卤水。因此日常我们买的豆腐是加入凉性的石膏制成的。食用豆腐时，为了平衡豆腐的凉性，可以加入小葱，做成小葱拌豆腐，或者麻婆豆腐，又或者油炸豆腐。而大豆中的黑豆，能补肾固精，具有缩尿、乌须黑发的作用。正确的服用方法是把黑豆蒸熟晾干，用淡盐水送服，坚持长期服用，对于治疗少白头、老年人白发有较好的作用。

第二节 五菜为充

五菜最早是指葵、藿、薤、葱、韭五种蔬菜，现在泛指蔬菜、绿叶菜。五菜为充，是指蔬菜有充实健康之益，是平衡饮食的重要辅助食物。

1.葵 多指葵叶，性寒，无毒，是百菜之主。葵心有滑肠泻下的功能，孕妇不宜食用，可能引起滑胎。葵叶煮汁服用，可利小肠，预防和治疗目黄、身黄等时行黄病。葵干叶为末，或者烧灰，可以止疮出血。

2.韭 韭菜，性温，无毒，可以安五脏，除胃热。韭菜根、叶煮食，具有温中下气、补虚益阳、调和脏腑的功效，能够开胃、止泄、止血脓，缓解痢疾的腹中冷痛症状。生韭菜捣汁服用，可治胸痹骨痛，痛不可触的症状，还能缓解中风无法说话的症状。韭菜还可以解药毒，古籍中有记载，用于治疗狂狗咬人，以及蛇、蝎等毒虫咬伤。韭菜煮食，可以补充肺气，缓解心腹冷痛。日常养生保健可以取适量韭菜煮食，能起到壮肾阳、止泄精、暖腰膝的作用，但功效虽好，切勿贪多，也不适宜夜间食用韭菜。

3. 葱　主要指葱白，性温，无毒，具有发汗解表、散寒通阳的功效。葱白煎汤服用，可治疗外感风寒，恶寒发热之轻证。

4. 薤　指薤白，性温，无毒，具有通阳散结、行气导滞的功效。薤白为治胸痹之要药，适用于胸阳不振，寒痰湿浊凝滞于胸中之胸痹心痛；也适用于胃寒气滞，脘腹痞满胀痛，以及泻痢腹痛，里急后重。

5. 藿　指大豆叶，性温，无毒。捣烂敷贴治疗蛇咬伤。

吃菜也有讲究，要分季节和地域。具体来讲，最重要的就是要吃应季蔬菜，吃方圆百里内自然出产的蔬菜。有一种水土不服就是人在本地吃外地食物，导致腹胀、嗳气，甚至上吐下泻等情况。北方在冬天的时候可以适当地吃些腌制的蔬菜，可以抑制蔬菜的生发功能，保持在冬天闭藏的本性，符合冬季养藏的规律。冬季适合吃宿根块茎，就是从土里刨出来的萝卜、土豆、红薯。冬季，人的阳气收敛闭藏在腹内，人的消化吸收功能增强，可以适当多吃补益的食物，如被称之为"平民人参"的胡萝卜。逢年过节，或者平时吃多了肉食荤腥，就可以选择吃些白萝卜，可以消食化积、养胃润肺，有利于养生和保健。

第三节　五果为助

五果最早是指枣、李、杏、栗、桃五种水果，现代泛指鲜果、干果和坚果类食物。五果为助，是指饭后用水果来帮助消化之意。

1. 大枣　又叫红枣，味甘、性温，具有补中益气、养血安神的功效。大枣药力和缓，适用于脾气虚弱，倦怠乏力，食少便溏等症；有养心安神之功，还用于表现为精神恍惚、悲伤欲哭、心中烦乱的脏躁证，以及心血不足所致的失眠、多梦、头晕、乏力等；还能调和诸药，缓猛药健悍之性，使不伤脾胃。

民间有"每天吃枣，郎中少找"的俗语。常喝大枣泡的水，可以补血，改善面色。但经期有眼睑浮肿、手部和足踝部浮肿的女性，一般是水湿重，不适合吃红枣，容易生痰生湿，加重上述症状。另外，体质偏于燥热的人群也不适合食用过多的红枣，易导致经血过多而损伤身体。红枣糖分较高，不适合血糖高或糖尿病患者食用。

大枣每次不宜吃得过多、过频繁，可以选择水煮大枣的方法，不但不会改变进补的药效，还可以避免食用生枣引起的腹泻。

2. 李 李子味甘、酸，性平。其具有清肝除热的功效，可用于肝虚有热，虚劳骨蒸，凡肝热者可以食用；还能够生津止渴，用于胃阴不足，消渴喜饮，鲜吃或煎汤服。

3. 桃 桃子被誉为"肺之果"，可以补气血，有滋补作用；还可以治疗便秘、促进消化。因其营养丰富，药用价值高，所以有"天下第一果"之称。肺病患者可以适当多食。桃仁，味苦，性平，有活血祛瘀、润肠通便、止咳平喘的功效，可以治心痛、腹痛、便秘。桃叶，味苦，性平，可以清热解毒、杀虫止痒，用于治疗疟疾、湿疹、痔疮、阴道滴虫等。桃花，性平，无毒，可以利水消肿，调理便秘，用于缓解水肿和腹水症状。

4. 杏 别名杏实、杏果，性温，味甘、酸。能生津止渴，用于口渴咽干；还能止咳定喘，用于伤风感冒所致的咳嗽、痰多、气喘，为咳喘病患者的辅助医疗果品。甜杏仁可作为食物，一般炒熟后食用。苦杏仁苦，微温；有小毒。一般作药用，具有降气止咳平喘、润肠通便的功效。若要作食物用，一般放在温水中浸泡2～3天，然后搓去黄皮，以水煮后，再用冷水泡3～5天，即可当甜杏仁使用。

5. 栗 栗子别名板栗、毛栗等，性温，味甘，无毒。栗子有养胃健脾的作用，用于脾胃虚弱之反胃、羸瘦无力、气怯食少、泄泻等；可以补肾强腰，用于老年体虚、肾虚腰膝无力、腿脚不便、活动不利、气喘咳嗽、小便频数、小儿筋骨不健等；还有活血止血的功效，用于跌打损伤、肿胀、吐血、衄血、便血等。

需要指出的是，少量吃水果可以滋阴，滋补人的体液，过食水果则可能导致严重的腹泻，造成营养流失。通过吃水果减肥短期有益，长期有害。吃水果只是辅助，不适合所有人，也不适合天天食用，更不适合大量食用。

第四节　五畜为益

五畜主要是指羊、鸡、牛、猪、鸭。五畜为益，也就是通过吃肉达到补益的作用。火的出现，使人能用来烹炙肉食。熟肉有利于人体的快速消化吸收，很大程度上促进了心、脑的发育。相对于植物的蛋白质和脂肪而言，来源于动物的蛋白和脂肪往往更香、更诱人、更解馋。吃肉还能使人的七情六欲得到充分的宣泄和满足，使人显得更富有激情和活力，具有创新和进攻性。因此，中医把动物药称为血肉有情之品，当遇到疑难重症的时候，单用植物药无法起效时，就会考虑用动物药挽救，比如胎盘（紫河车）、鹿茸、阿胶、蜈蚣、全蝎等。

1. 羊　羊肉性温热，适合体质虚寒的人在秋冬季节食用。体质偏热之人食用羊肉就会上火，脸上起痤疮、咽喉肿痛、流鼻血，这种情况下仍想吃羊肉，可在烹饪羊肉时选择绿豆芽炒羊肉，或者西葫芦炖羊肉。羊肉尽管相对好消化，亦不可多吃和常吃，一样会产生食积，造成病患。在吃涮羊肉的时候，一定搭配大白菜，或者白萝卜片，荤素搭配，能起到消积化痰的功效。

羊肉有补益肝胆气血的功效，能够治疗肝血虚寒的病证。在《伤寒论》中用当归生姜羊肉汤治疗妇人产后腹中绞痛，男子腹中寒疝、虚劳不足之证。将羊肝煮熟，不放盐，可以治疗因为肝血不足导致的夜盲症。

2. 鸡　鸡肉性热，能温补鼓舞心经气血，常用于治疗心气、心血不足的虚损证。炖鸡汤是从古至今都用于妇人产后调补的首选，它可以缓解和恢复产妇在生产中气血流失导致的疲劳，尤其是恢复产妇失血伤阴导致的精神疲惫和消极的情绪，从而改善产后抑郁的状态。一般选用公鸡炖汤，因为公鸡性质最热，用小公鸡炖汤滋补效果最佳。如果滋补温热力量还不够，还可在炖鸡时加入补气血的中药，如当归、黄芪、红花等。乌鸡白凤丸就是药补与食补完美结合的中成药。

炖鸡汤不适合小孩子和血气方刚的少年、中青年食用，不仅起不到滋补的作用，还会产生热毒。儿童食用鸡肉不当可能导致性早熟、扁桃体肿痛、痤疮、多动症等。成人食用鸡肉不当可能导致失眠、早醒等。如遇到食用鸡肉不当引起以上症状时，也有解热毒的方法，比如食用炒绿豆芽或炒苦瓜，或者用莲子心或苦丁茶泡水喝，又或者熬绿豆粥饮用。

3. 牛　牛肉甘平，偏温，能温补脾胃的气血津液。牛肉汤最适合脾胃虚弱、气血不足之人喝。对于大病初愈，精神体力刚刚恢复的人可以适当进补牛肉。普通人尽量选择嫩牛肉，或者炖烂的牛肉，对于脾胃虚弱人群可以用牛肉汤浇汁的小米干饭，有很好的补益功效。

牛的全身都是宝。其中牛百叶最益于人体胃肠消化功能，也就是中医所说的"以脏补脏"。牛筋更富有营养和食疗价值，对于过度运动损伤筋腱骨骼的人群，或者过度不运动导致筋腱软骨退化的人群有很好的补益作用。牛黄是牛的胆结石，能清解心脑内的热毒，醒神开窍，安宫牛黄丸就是预防和抢救急性脑出血的良药。

4. 猪　猪肉味甘、咸，性平（一说微寒），能滋阴润燥，填精益髓。用于更年期女性出现的烘热、盗汗、心烦、失眠、口渴饮水不解的症状时，可以选用猪脊髓一条，连同黄柏、知母一同蒸熟。或者多吃猪腔骨，少盐，适当加点醋，多吃脊髓，少吃肉。《伤寒论》中的猪肤汤就是用连皮带油的猪肉炖熟后喝汤，用治阴虚咽痛证，临床可见口干、咽痛、心烦、下利、舌红少津、脉细数等症；还用于治疗咽痛、咽干、血证、声音嘶哑等属于阴虚内热，虚火上炎，可由下利而致者。

猪肉有滋腻之性，食用过多，会导致人体内生痰湿水饮，发胖增肥。在烹调猪肉时可加入桂皮、八角、草豆蔻、肉豆蔻、高良姜、吴茱萸等热性调料，以预防痰湿内生。

5. 鸭 鸭肉甘、咸，微寒，能滋阴养胃，用于阴虚所致的劳热、骨蒸、盗汗、遗精、咯嗽、咯血、咽干口渴等症，也用于各种虚弱病证；还能利水消肿，用于各种浮肿、腹水，以及月经量少等。

鸭肉营养丰富，既是美味佳肴，又是滋补佳品。可烧吃、炖汤等。烹制老鸭汤时不加辛温佐料，少盐，不加味精，滋阴润燥的效果非常好。若想增加老鸭汤的滋补功效，可以在汤中加入沙参、麦冬、山药等。

第五节　五味调脏

五味即酸、苦、甘、辛、咸五种味道。食入五味，各走其所喜的五脏，如酸味入肝，苦味入心，甘味入脾，辛味入肺，咸味入肾。

酸味入肝指酸味生肝，酸味有增强消化功能和保护肝脏的作用。适当吃酸可以助消化，杀灭胃肠道内的病菌，预防感冒，降血压和软化血管。苦味入心，具有除湿利尿的作用。甘味入脾，可以补养气血，补充热量，解除疲劳，调理脾胃，解毒，缓解痉挛。辛味入肺，有发汗、理气的功效，以辛味为主的食物有保护血管、调理气血、疏通经络的作用。咸味入肾，有调节人体细胞和血液渗透，保护正常代谢的功效。

中医学认为食物的性味不同，其作用便不相同。酸味能收、能涩，苦味能泻、能燥，甘味能补、能缓，辛味能散、能行，咸味能软坚、润下。西医学研究认为，食物味道的不同与其所含化学成分有关。比如辛味的食物多含挥发油，酸味的食物多含有机酸，甘味的食物多含糖类，苦味的食物多含萜类、糖苷类和苦味肽类等成分。日常所食的五谷、五果、五畜、五菜中都各具有五味所属。

可以简单地理解，突然爱吃甜味的东西时，可能是脾的生理功能减退的征兆；而不那么爱吃甜的了，说明脾的功能恢复了。正常人偏爱吃酸味，就要多注意胆道功能和肝功能。如果一段时间突然偏爱苦味，变得"能吃苦"或"爱吃苦"时，可能提示心脏的生理功能出现了衰退。特别偏食咸味的人，可能是体内缺碘或者肾虚了，日常不要吃过咸，以免损伤肾脏，造成高血压风险。如果偏食辛辣味道，提示可能肺脏过虚，要引起重视。"五味调和利健康；五味过偏引疾病。"每种味道均衡最好，过偏就会对健康不利。五味调理脏腑生理功能，起到养生保健作用，需要摄入均衡、适量，对应症状表现。

另外，中医还有"四季五补"的说法。即春天万物生发向上，五脏属肝，适宜升补，可食首乌肝片、人参米肚等。夏天天气炎热，人体喜凉，五脏属心，适宜清补，可食解暑益气汤、银花露等。长夏湿气充斥，五脏属脾，适宜淡补，可食薏苡肘子、雪花鸡汤等。秋天气候凉爽，五脏属肺，适宜平补，可食参麦团鱼、虫草鸭子等。冬天气候寒冷，人体阳气收敛潜藏，五脏属肾，适宜温补，可食附子羊肉汤、当归烧狗肉等。

食物也有性味，即四性，指食物有寒、热、温、凉四种属性，俗称"四气"。再加上寒热之性不明显的平性，又称为"五性"。像寒性、凉性食物，具有清热泻火解毒作用；热性、温性的食物，具有祛寒、温里、助阳作用。一般而言，平性食物作用较为缓和，没有明显的偏性。

寒性食物性味甘寒、苦寒，具有滋阴清热、泻火、凉血解毒功效，可用于热性病证。此类食物如苦瓜、绿豆、冬瓜、西瓜、茄子、香蕉、海带、白菜、葫芦、荸荠、莴笋、黑鱼、柠檬、芦荟等。寒性的食物易损伤阳气，因此阳气不足和脾胃虚弱人群应慎用。

热性食物性味甘、温，辛热，有益火通阳、温中祛寒的作用，常用于寒证，比如腹痛、泄泻、脾胃虚寒等。此类食物如辣椒、桂皮、胡椒、白酒、高良姜等。热性的食物辛香燥烈，容易导致火热伤津，因此热病和阴虚火旺人群忌用。

温性食物性甘温，具有温中散寒、补气通阳作用，适合阳气虚弱导致的虚寒证或实寒证相对较轻的情况。此类食物如鸡肉、羊肉、牛肉、鲢鱼、狗肉、蚕蛹、葱白、扁豆、韭菜、生姜、桂圆肉、大蒜、橘子、荔枝、红糖、南瓜等。其相对热性食物而言更加平和，但仍然会有助火、伤津耗液的情况，因此也不适合热证和阴虚火旺人群。

凉性食物性味甘、凉，具有养阴清热功效，适合热性病证初期、外科疮疡和痢疾等。此类食物如大麦、小麦、鸭蛋、莲子、豆腐、黄瓜、菠菜、梨、绿茶、薏苡仁等。凉性食物较寒性食物平和，但久用也会损伤阳气，因此不适合阳虚和脾气虚损人群。

平性食物性味甘、平，可作为基本饮食，根据患者具体情况可灵活选用。这类食物如玉米、胡萝卜、红薯、鸽肉、牛奶、蚕豆、猪肉、赤小豆、鲤鱼、鲫鱼、香菇、山药、黑木耳、莲肉等。

第六节　辨证施食

中医讲究辨证施食，就是根据不同人群的体质、生活环境等，再结合不同气候、季节合理调整饮食，做到"吃对""吃好"，从而更好地维护健康，预防疾病。

一、辨体施食

人的体质有偏热偏寒的区别和偏强偏弱的差异，必须根据不同体质的需求进行食养。

气虚体质人群，常表现为少气懒言、食欲不振、疲倦乏力、不耐劳作，又或稍动就感觉气短、出汗多，平时容易感冒等，适合常食用补气健脾的食物。中医学认为脾为气血生化之源，可以通过补脾来补气，常选择食用山药、芡实、薏苡仁、莲子、红枣、糯米、猪肉、鸡肉、猪肚、鲫鱼、黄鳝等，膳食可选用山药莲米粥、八宝糯米饭、补中益气糕、山药包子等。

血虚体质人群，常表现为面色苍白或面色萎黄、唇甲淡白、头晕眼花、心悸、失眠健忘、手足麻木，女性经量减少、颜色淡等，适合常食用补血的食物。中医学认为"气为血之帅"，气旺则血生，因此在补血的同时常常搭配补气的食物一起，起到气血双补的作用。常选择食用枸杞、龙眼肉、桑椹、猪蹄、猪心、鸡肉、胡萝卜、菠菜、动物肝脏等，膳食如归参炖鸡、菠菜肝片、桑椹里脊、桂圆肉粥等。

阴虚体质人群，常表现为形体消瘦、手足心热、两颧潮热、盗汗、失眠、口干咽燥、便秘等，适合常食用滋阴润燥的食物。可选择食用银耳、雪梨、蜂蜜、芝麻、百合、黑豆、冬虫夏草、鳖肉、龟肉、猪蹄、鸭肉、牛奶、鸡蛋等，膳食可选用虫草鸭汤、麦冬粥、银耳羹、百合炖瘦肉等。

阳虚体质人群，常表现为神疲乏力、面色㿠白、嗜睡、畏寒、口淡、喜温、喜热食、性欲减退，甚至入冬四肢冰冷，遇寒凉和食生冷出现腹痛便溏，又或小便频数、阳痿早泄等，适合常食用温补阳气的食物，如核桃肉、海马、紫河车、狗肉、羊肉、虾、动物肾脏和韭菜等，膳食可选用附片蒸羊肉、红烧狗肉、韭菜粥、杜仲腰花等。

不同体型的人，体质也就不同。中医学认为"肥人多痰"，体型偏胖的人常表现为心悸，自汗，动则气短、乏力，容易困倦、嗜睡，痰多等；食养应考虑健脾益气、化痰除湿，建议选择食用薏苡仁、冬瓜、赤小豆、莴苣、豆芽、鲤鱼、山楂等，膳食可选择冬瓜粥、薏米粥、鲤鱼汤、茯苓饼等。体型瘦弱的人常因脾胃虚弱导致气血生化不足，肌肉缺乏精微物质的濡养；食养常以健脾、益气为主，可选择食用山药、糯米、莲子、香菇、猪肚、猪肉、鸭肉、兔肉等，膳食可选择莲米猪肚、参枣米饭、枣莲蛋糕和山药汤圆等。此外，中医学认为"瘦人多火"，若常感觉口干咽燥、手足心发热、心烦失眠、便秘等，或者每每食用辛辣或油炸之品就出现口臭发干等情况，食养适合养阴润燥的百合、银耳、黑豆、蜂蜜、荸荠、雪梨、龟肉、鳖肉、牛奶、豆浆等，膳食选择百合绿豆粥、蜂蜜银耳汤、荸荠豆浆、清炖鳖肉等。

二、辨季施食

中医学把人与自然看作一个有机的整体，自然界的四时气候变化对人体亦有影响。春天万物萌生，阳气开始升发，人的阳气也随之一起升发，饮食上适合选择扶助阳气的食物，如红枣、豆豉、花生、葱、大小麦、芫荽和动物肝脏等，膳食可选择葱爆肝片、五香花生米、豆豉烧鱼、红枣粥等。夏天万物茂盛，天气炎热、多雨，饮食应以清热化湿、健脾开胃为主，可选择食用赤小豆、绿豆、西瓜、乌梅、银耳、雪梨、莲子、薏苡仁、鸭肉和兔肉等，膳食可选择乌梅汤、绿豆粥、冰糖雪梨、薏苡仁粥等。秋天气候干燥，阳气收敛，饮食应以养阴润燥为主，可食用银耳、雪梨、百合、蜂蜜、燕窝和冰糖等，膳食可选择银耳汤、川贝雪梨、冰糖燕窝汤和麦冬粥等。冬天主收藏，天寒地冻，易受寒邪，损伤阳气，饮食应选择以温补阳气为主，如核桃肉、羊肉、狗肉、海马、虾、鳝鱼、干姜和韭菜等，膳食可选择当归生姜羊肉汤、韭菜炒虾仁、红烧狗肉、海马鳝鱼等。整个冬天是一年中进补的最佳时节，因为人体阳气此时主收藏，更容易促进营养的吸收，老年人尤其适合在冬季适当进补，所以民间就有了"冬季进补，开春打虎"这一说法。

三、辨域施食

我们的祖国地域广阔，各地区自然条件各有不同，因此应该根据不同地域特点来食养。比如东南沿海地区的气候温暖而潮湿，人们容易感受湿热之邪，饮食宜清淡，常吃能除湿的食物，如绿豆、赤小豆、冬瓜、薏苡仁、萝卜、豆芽、扁豆、鲫鱼、鲤鱼、泥鳅等，膳食可选择绿豆赤小豆粥、泥鳅烧豆腐、全鸭冬瓜汤等。而地处西北的高原地区，气候偏寒冷而干燥，人们容易感受寒邪、燥邪，适合吃具有温阳散寒、生津润燥功效的食物，如雪梨、银耳、百合、葡萄、豆浆、蜂蜜、板栗、冰糖、核桃肉、狗肉、羊肉、韭菜、虾、鳝鱼等，膳食可选择冰糖银耳羹、清炖羊肉、板栗烧肉、仔姜鳝丝等。

四、药食同源

中医学有药食同源的说法，也就是在日常饮食中有些食物，既是中药，又是食物。其中具有营养保健作用的食物包括：黄精、枸杞子、甲鱼、薏苡仁、猪皮等润肤养颜类；人参、白术、黄芪、山药、鱼、鳖、瘦肉、贝类、苹果、花生、芝麻、蜂王浆、茶等延年益寿类；何首乌、熟地黄、当归、黑豆、黑芝麻、核桃肉、大麦、葵花籽、海藻、葛根、动物肝肾等美发乌发类；糯米、小麦、瘦肉、排骨等强身健体类；山楂、冬虫夏草、芦荟、大蒜、香菇、生姜、薏苡仁、蜂胶等增强免疫力类；芝麻、蛋黄、核桃、蘑菇、黄花菜、牛奶、大豆、卷心菜、鱼、木耳等增强记忆力类。

想要健康长寿，需要做到饮食有节，配合一定的烹饪方法，合理食用五谷、五菜、五果、五畜，搭配好一日三餐的酸、苦、甘、辛、咸，吃对、吃好，则健康没烦恼。

第十四章　调畅情志

情志养生法主要是指通过自己对外界客观环境或事物情绪反应的自我调节和转变自己错误的思维方式，将心情调节到最佳状态，使之健康长寿的方法。中医理论中有一个词叫做"七情内伤"，就是说，喜、怒、忧、思、悲、恐、惊这七种情感，一旦某一种突然或长时间过度表现出来的话，就会导致身体阴阳失调、功能紊乱，甚至使身体处于一种病态。其中以怒、喜、思、悲、恐为代表，称为五志，五志与五脏（肝、心、脾、肺、肾）有着密切的联系。《内经》有"怒伤肝，悲胜怒""喜伤心，恐胜喜""思伤脾，怒胜思""悲伤肺，喜胜悲""恐伤肾，思胜恐"的理论。此观点被历代医家应用于养生学中，对于情志调摄、防病祛疾、益寿延年起着不可低估的作用。

第一节　怒

一、怒伤肝

七情是人体生理活动的一部分，人们不应当为了适应某些环境而把自己的真实情感强行压制，在适当的场合与时间，也应当顺应自然，当怒则怒，当喜则喜，当悲则悲。轻微程度的"怒"有利于情绪的抒发，利于健康。此外，妇女行经期间阴血下注，或者更年期阶段，天癸渐衰，情绪波动会变得明显，易躁善怒，这是女性自身的生理特点所决定的，是正常的生理变化。

但若超过人自身调节范围的怒，会使人体发生病理改变。"怒则气上"，人发怒就会表现出气血逆流而上。暴怒或怒气太盛是由于某种目的和愿望不能达到，逐渐加深紧张状态，终于引起发怒，可表现为暴跳如雷、拍桌大骂、拳打脚踢、伤杀人畜、毁坏器物，轻者会面赤、头痛、眩晕，重者甚至会出现吐血或昏厥猝倒的症状。西医学研究也证明，人在发怒时情绪急剧变化，交感神经兴奋，肾上腺素分泌异常而损害肝脏，从而诱发肝脏疾病或使原有的肝脏疾病加重，情绪抑郁使血液淤滞，影响肝细胞的再生及肝脏的代谢能力，不利于肝病的恢复。这也印证了中医学"怒伤肝"之说。

二、悲胜怒

如何调和"怒"？中医学认为，肝主怒，肺主悲。而在五行相生相克中，肝属木，肺属金，金能克木，因此适当的悲痛制约过怒所致病变。这就是《内经》中"怒伤肝，悲胜怒"的养生观念，对于肝脏的养护十分有益。所以平时有怒气不妨向亲朋好友倾诉或大哭一场，不失为缓解和疏导怒气的好办法。在情绪管理中，要学会宽恕，免生闲气、怨气，尽量不为日常生活中的鸡毛蒜皮琐事而生气。我们每个人都要控制好自己的情绪，心平气和地处理好日常事务，切勿因小失大，丧失健康而追悔莫及。

第二节　喜

一、喜伤心

正常状态下，喜悦可以缓解人的紧张情绪，可调和气血，通达营卫，利于人体的健康。俗话说"笑口常开，青春常在"，保持喜悦开朗的心情投入到日常工作和生活中去，可以使心情舒畅，全身气血调和，自然年轻不老。所以喜在人体健康中有着重要地位。

一定限度内的喜的确是一种良性刺激，但过喜、狂喜会使精气耗散太多，导致"心气弛缓"，即心气涣散，血液运行无力而发生血瘀气滞，出现心悸、心痛、失眠、健忘等一类病证，久之血气涣散不能上奉于心，出现心神失常、神不守舍，甚至昏厥或死亡。西医学也证明，过喜会引起高血压、脑出血、心肌梗死、失眠、某些精神病等。清代医学家喻昌写的《寓意草》里记载了这样一个案例："昔有新贵人，马上扬扬得意，未及回寓，一笑而逝。"成语"得意忘形"的意思是说，由于大喜而神不藏，不能控制形体活动。可见暴喜、大喜、狂喜是不符合健康与养生要求的。

二、恐胜喜

如何调和"喜"？中医学认为，心主喜，肾主恐。在五行相生相克中，心属火，肾属水，水能克火，因此适当的恐惧可以制约过喜所致病变。《范进中举》是大家熟知的《儒林外史》中极为精彩的故事之一。该故事讲述范进从年轻考到老，不知考了多少次，一直没考中。生活贫困潦倒的他被人瞧不起，尤其是他的岳父对他非打即骂。终于在五十多岁时范进得中举人，但"大喜伤心"，精神失常，一场欢喜反成悲。后有人告之以恐胜喜法，提出要他平日所怕之人施以恐吓，范进的病才能解除。他的岳父狠狠地骂道："该死的畜生，你中了什么？那报录的话是哄骗你的。"一个耳光打去，才把范进打醒，他的疯病也就好了。

第三节　思

一、思伤脾

所谓思，就是集中精神考虑问题。思是认识事物、处理问题的精神活动。一定程度的思虑活动是处于人体的耐受范围之内的。冥思苦想，思虑过度，可使人的气机郁结不行，脾的运化功能失常，出现食欲不振、饮食物不消化、腹胀、大便不成形等症。思发于脾而成于心，有"思虑伤心脾"之说，故思虑过度还可导致心悸、胸闷、失眠、多梦等症。西医学研究证实，长期从事脑力劳动、大脑高度紧张的知识分子，易患心脑血管疾病和消化道溃疡等疾病。

二、怒胜思

如何调和"思"？中医学认为，脾主思，肝主怒。在五行相生相克中，脾属土，肝属木，木能克土，因此适当发怒可以制约思虑过度所致病变。《史记》中记载华佗治太守之病：太守大病不治，家人延请华佗，华佗诊断后索要重金才肯诊治。太守家人无奈付出重金，谁知华佗一拖再拖，最后竟不辞而别，留下书信一封大骂太守。太守大怒，立刻派人追捕华佗。太守的儿子知道华佗用意，叮嘱家人不要去抓华佗。太守听说抓不到华佗，更加怒气冲天，一气之下，呕出几口黑血。不想这一呕，病反而好了。这是一个以怒治思伤脾的典型医案。以怒胜思的例子在中医医案中最为常见。从这个医案中我们也看到了医家从不计较个人的得失，甚至冒着杀头的危险，可见医生一心为病人着想的仁者之心。

第四节　悲

一、悲伤肺

人有七情六欲，有喜有悲。特别是到了深秋季节，天地肃杀，草木凋零，许多人会出现悲的情绪，或起自内心，或因外界因素影响。悲起自内心者又或因心胸狭窄，心神怯弱，多愁善感；或因自身不能达到目的而强思致悲。受外界因素影响的有因事出意外不能排解而成忧患的，有屡遭挫折而久之忧悲者。当这些情志活动超出人体适应能力的时候，人体自身调节功能就发生紊乱，表现出一系列的病症。例如在情绪上表现为失去欢乐，悲伤恸哭，气怯神弱。轻者，愁眉苦脸，闷闷不乐，少言少语，忧郁寡欢，意志消沉，独坐叹息；重者，难以入眠，精神不振或紧张，心中烦躁，并会导致咳喘、呕吐、食之无味等症，甚至诱发癌症或其他疑难重症。《红楼梦》中塑造的人物形象林黛玉就是"过悲"的典型。她自幼失母，寄人篱下，虽有外祖母爱护，却在充满势利的荣国府中常感"风刀霜剑严相逼"，最终年纪轻轻就"春尽红颜老"。

二、喜胜悲

如何调和"悲"？中医学认为，肺主悲，心主喜。在五行相生相克中，肺属金，心属火，火能克金，因此适当喜悦可以制约悲伤过度所致病变。俗话说"多愁多病，越忧越病""忧愁烦恼，使人易老""愁一愁，白了头""不如人意常八九，如人之意一二分"。事实上正是如此，人生中坎坷总是难免的。遇到不顺心的事，可以找人倾诉或者痛哭一场以宣泄不良的情绪，尽量避免愁闷悲伤的情绪郁积体内而影响身体。当今社会，人们的工作或学习都是紧张而忙碌的，忙里偷闲中爬山登高望远，或看河赏水，皆能舒缓人的情绪。山的雄伟壮丽震撼人的心胸，水的宁静纯净洗涤人的心灵。在美丽的大自然面前，人会变得开朗而宁静，自然将忧愁苦闷抛诸脑后了。

第五节　恐

一、恐伤肾

恐是指恐惧不安、心中害怕、精神过分紧张，是一种企图摆脱、逃避某种情境的情绪，是一种精神极度紧张所引起的胆怯。当人受到惊吓后可表现为颜面失色、神飞魂荡、目瞪口呆、冷汗渗出、肢体运动失灵，或手中持物失落。大恐伤肾，严重者甚至表现出大小便失禁、遗精、滑泄、腰酸等症。比如电影中经常看到有些歹徒被警察抓到后吓得屁滚尿流，也有些动物被人抓到后吓得立马大小便失禁，就是出于这个道理。

二、思胜恐

如何调和"恐"？中医学认为，肾主恐，脾主思。在五行相生相克中，肾属水，脾属土，土能克水，因此当人受到惊恐时静下来思考就会适当消除恐惧的心理。有很多癌症患者，有的一听说自己得了癌症吓得不得了了，这种恐惧心理会加快死亡；有的则不屑一顾，坦然接受并积极面对生活，最后反而能延长生命。由此可见，消除恐惧的最好方法是临恐不乱，迅速冷静下来，正确面对。生活中大部分的恐惧都是可以人为避免的，例如不去一些刺激的场所，不去听闻一些恐惧的事情，遇事要镇定自如，冷静地对待目前的复杂事情。事情过后，不要把它长期放在心上，自寻烦恼。培养乐观的人生态度，提高心理上的抗逆能力，胸怀要宽阔，情绪宜乐观。

第十五章 功法锻炼

第一节 八段锦

八段锦是我国经典的传统保健功法之一，由八段如锦缎般优美、柔顺的动作组成，是内练"精、气、神"的保健养生功，不但能够帮助人们防治疾病，而且也是大众强身健体、提高体力常练的功法之一。

八段锦之名，最早出现在宋朝洪迈所著《夷坚志》中："政和七年，李似矩为起居郎……尝以夜半时起坐，嘘吸按摩，行所谓八段锦者。"说明八段锦在宋朝已流传于世，并有坐势和立势之别。立势八段锦在养生文献中首见于南宋初道学者曾慥的《道枢·众妙篇》，其文曰："仰掌上举以治三焦者也；左肝右肺如射雕焉；东西独托，所以安其脾胃矣；返复而顾，所以理其伤劳矣；大小朝天，所以通其五脏矣；咽津补气，左右挑其手；摆鳝之尾，所以祛心之疾矣；左右手以攀其足，所以治其腰矣。"但这一时期的八段锦没有定名，其文字也尚未歌诀化。

八段锦被分为南北两派。行功时动作柔和，多采用站式动作的，被称为南派，伪托梁世昌所传。动作多马步，以刚为主的，被称为北派，据说为岳飞所传。从文献和动作上考察，不论是南派还是北派，都同出一源。八段锦究竟为何人、何时所创，尚无定论。但从湖南长沙马王堆三号墓出土的《导引图》可以看到，至少有4幅图势与八段锦图势中的"调理脾胃须单举""双手攀足固肾腰""左右开弓似射雕""背后七颠百病消"相似。

现代对八段锦的研究有几点基本共识：一是传统八段锦流传年代应早于宋代，在明清时期有了较大发展；二是传统八段锦创编人尚无定论，可以说八段锦是历代养生家和习练者共同创造的知识财富；三是八段锦无论是南派、北派或是文武不同练法，都同出一源，在流传中相互渗透，逐渐趋向一致。

八段锦共八节，结合功法动作和功效特点，每节均冠以七字名称，以便于记忆和习练。整套功法动作都贯穿和体现着中医理论及养生观念，在现代养生保健生活中具有独特的作用。经常练习八段锦，可以达到强身健体、怡养心神、益寿延年、防病治病的效果。

一、八段锦"四意"

1. 点、线之意　首先要领会八段锦功法的基本之意。八段锦功法多是以"点""线"内外旋转的互化构成。行功运势、各种动作运行线路，皆由若干"点"构成抛物线，即旋转弧线，由弧线合为圆，再由圆转化为点—线—旋转弧线—圆，如此周而复始循环往复。

2. 旋转之意　行功中指、掌、臂、胯、腰、颈等各部关节始终处于旋转缠绕绞拉之中。旋转方式多为内旋、外旋，至于其他形式无不由此变通。其一是指、掌、臂的旋转，八段锦每式几乎都运用此动作，它是通过旋转性动作实现健身作用的。其二是腰、胯、颈、项的旋转。

3. 开合之意　开合之意乃导引功法的重中之重。一般展则为开，缩则为合。行功中，凡开时要意想全身各部关节放松，不仅身开，心亦开；凡合是要意想全身收缩，不仅身合，心亦合。开时，内气自下而上发，起于腰眼，经脊骨，聚于背，经大臂、小臂，形于指尖；合时，内气自上而下收，经小臂、大臂、肩背，收于腰眼。练开合之意时，可意想两膊至脊部，似有一根富有弹性的猴筋，一端通于指尖，一端系于脊骨，行功中始终伸缩这条猴筋，有效地进行开合。

4. 吞吐之意　吞即为呼吸的"吸"，"吐"即为呼，贯注于动作的开合中即可。初练功者，以自然呼吸为主。进入用意阶段后，随着功力水平的不断提高，逐步地将自然呼吸变为逆腹式呼吸，有意识地以吞吐配合动作的开合。开呼，要用吐意，小腹可凸；合吸，要用吞意，小腹可凹。每动一开一合，腹部一凸一凹，由此经过反复习练，力求使呼吸与开合动作有机地配合。如此为之，呼吸自然会深、细、匀、长，久而久之，呼吸与动作则协调一致。

二、招式步骤与功效

第一式：两手托天理三焦

这一动作加强四肢和躯干的伸展活动，可影响胸腹腔血流的再分配，有利于肺部的扩张，使呼吸加深，吸进更多的氧气。八段锦开头就做这一动作，一则可消除疲劳；再则是一种全身肌肉和内脏的总动员，为以下各段动作做好准备；三则对三焦有较好的调理作用。

1. 习练步骤（图 15-1）

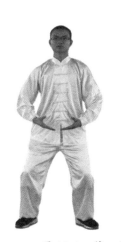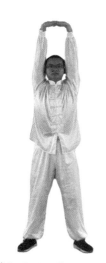

图 15-1　第一式：两手托天理三焦

（1）预备。两脚并拢，自然站立，肩臂松垂于体侧，头项正直，用意轻轻上顶，下腭微内收，眼向前平视，勿挺胸，勿驼背，腹部内收，勿前凸，腰部直立，宜放松。精神内守，神态安宁，呼吸自然。其他各段的预备动作，均与此式相同。

（2）交叉上举。左脚向左平跨一步，与肩同宽，两手腹前交叉，眼看前方。

（3）侧分前俯。两手向体侧左右分开下落，成侧平举，掌心向上，之后，两膝伸直，上体前俯，两手翻掌向下，在膝部下方十指交叉互握。

（4）直体翻掌。上体抬起，两手沿身体中线上提至胸前，翻掌上托至头上方，两臂伸直上顶，提踵，抬头，眼视手背。

（5）收式。脚跟落地，两手侧分下落，左脚收回，并步直立。

2. 习练功用 "两手托天理三焦"，通调三焦气机，有利于培育元气，对支气管哮喘、功能性消化不良、便秘、慢性胆囊炎、失眠及脊柱相关疾病有效。

第二式：左右开弓似射雕

本式动作能使气机通畅，通过扩胸伸臂对机体健康具有积极作用：一是可以增强胸胁部和肩臂部肌肉，促进血液循环，增强心肺功能，对上焦做进一步的调理；二是可刺激督脉和背部腧穴，同时刺激手三阴三阳经，可疏通经络之气。

1. 习练步骤（图 15-2）

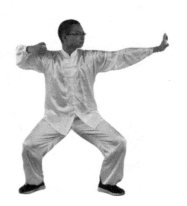

图 15-2　第二式：左右开弓似射雕

（1）预备。同第一式，松静站立，精神内守，呼吸自然。

（2）马步平举。左脚向左平跨一大步，屈膝下蹲，成马步，两手提至侧平举。

（3）右盘合抱。两臂屈肘交叉于胸前，右手在外，两掌心向里，同时重心左移，右脚屈膝提起，脚踝盘在左大腿上，右脚下落。

（4）左推拉弓。右手握拳，屈肘向右平拉，左手呈八字状，拇指向上，掌心朝外，缓缓用力向左推出，高与肩平。

（5）收式。两手经体侧下落，左脚收回，并步直立。以上为左式动作，后接右式动作。右式与左式动作相同，唯左右相反。

2. 习练功用　"左右开弓似射雕"，通过颈、胸、腰的左右拧转，可改善各部位的血液循环，达到宽胸理气、增强心肺功能的作用。

第三式：调理脾胃须单举

本式动作通过左右上肢一手上举，一手下按，上下用力对拉，使两侧内脏器官和肌肉进一步受到牵引，对肝、胆、脾、胃起到按摩作用，同时可刺激胃肠蠕动，使消化功能得到加强，有助于增强脾胃运化水谷的功能，达到疏导中焦之气、调理脾胃（肝胆）和脏腑经络的作用。

1. 习练步骤（图 15-3）

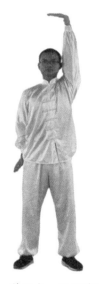

图 15-3　第三式：调理脾胃须单举

（1）预备。同第一式，松静站立，精神内守，呼吸自然。

（2）开步上举。左脚向左平开一步，与肩同宽，两掌仰掌向上，十指相对，从体前上托，至胸平。

（3）上举下按。右手翻掌上举，至手臂伸直，指尖朝左，左手翻掌下按于体侧，至手臂伸直，指尖朝前。

（4）收式。两臂带动两掌于体侧划弧，至平举，然后下落，收回左脚，右式与左式动作相同，唯左右相反。

2. 习练功用 "调理脾胃须单举"，舒散脾胃气滞，疏通中焦气血。通过本式的抻拉动作，使经过胸腹部的足太阴脾经、足阳明胃经得到舒展，特别是使肝、胆、脾、胃等脏器受到牵拉，可增强胃肠蠕动，使脾胃功能得到调理。

第四式：五劳七伤往后瞧

本式动作是头部反复向左、向右转动，眼球尽量往后看，通过头部运动对活跃头部血液循环、增强颈部肌肉活动有较明显的作用，而且对消除大脑和中枢神经系统的疲劳和一些生理功能障碍等也有促进。

1. 习练步骤（图 15-4）

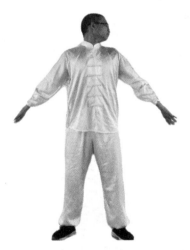

图 15-4　第四式：五劳七伤往后瞧

（1）预备。同第一式，松静站立，精神内守，呼吸自然。

（2）开掌旋臂。左脚向左平开一步，与肩同宽，两手臂外旋，外展约 30°，两掌旋开，掌心朝外。

（3）转头后瞧。随呼吸旋转颈项，向左转头，至目视后方。

（4）收式。随呼气转回头颈，两臂转回，下落于体侧，并步直立。以上为左式动作，下面为右式动作，右式与左式动作相同，唯左右相反。

2. 习练功用 "五劳七伤往后瞧"，脊柱拧转，可使督脉气血通畅，从而增加脑部供血、加强心肺功能、调理脾胃，并能强腰健肾。对"诸虚劳损""五劳七伤"所指的各种虚损性疾病有一定疗效。

第五式：摇头摆尾去心火

本式动作属全身性运动，通过两腿下蹲，摆动尾闾，可刺激脊柱、督脉。而督脉为阳经之会，通过摇头摆尾刺激脊柱、督脉及大椎穴（是为中医的泻法），可起到疏经泄热、平衡阴阳的作用，有助于除去心肝之火。

1. 习练步骤（图15-5）

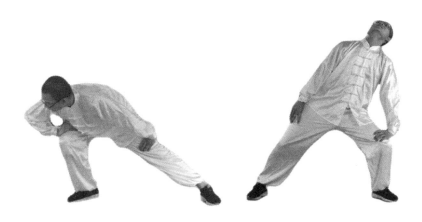

图15-5　第五式：摇头摆尾去心火

（1）预备。同第一式，松静站立，精神内守，呼吸自然。

（2）马步下按。左脚向左平跨一大步，成马步，两手经体侧上举至头前交叉，下落按于膝上，虎口向里。

（3）左俯摇转。上体向右前方探俯，最大幅度向左摇转，左腿蹬伸，重心右移，拧腰切胯，眼视右下方。

（4）右俯摇转。与左俯摇转相同，唯方向相反。

（5）马步环抱。上体直起，两手划弧胸前环抱，掌心向里，指尖相对。

（6）向左平绕。上体稍向右转，两臂随之摆动。上体自左向右环绕1周，两臂随之平绕1周，成马步胸前环抱姿势。

（7）向右平绕。与向左平绕相同，唯方向相反。

（8）收式。两手落于体侧，左脚收回，并步直立。

2. 习练功用 "摇头摆尾去心火"，手少阴心经和足少阴肾经得到疏通调节，使居于下焦之肾水上升，以清养心火，从而达到水火既济、阴平阳秘。

第六式：两手攀足固肾腰

本式动作既有下伏，又有前伸，可充分伸展腰背肌肉。同时，两臂尽量向下伸展，对增强腰部及下腹部位的功能也有良好作用。坚持练两手攀足可使腰肌延伸而受到锻炼，使腰部组织器官，特别是肾脏、肾上腺功能得到增强，有助于调节下焦各脏腑功能。

1. 习练步骤（图 15-6）

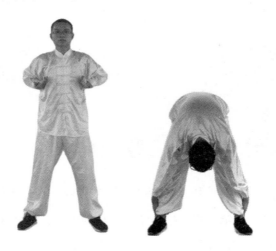

图 15-6　第六式：两手攀足固肾腰

（1）预备。同第一式，松静站立，精神内守，呼吸自然。

（2）上举后仰。两臂体前上举至头顶，掌心向前。

（3）俯身攀足。上体前俯，两手指攀握脚尖，直膝。

（4）直立上行。上体直起，两手沿大腿内侧上行至腹前。

（5）按腰后仰。两手左右分开，沿带脉向后按于肾俞穴，上体后仰，抬头。

（6）收式。两手落于体侧，并步直立。

2. 习练功用 “双手攀足固肾腰”，通过腰部俯仰动作，刺激了督脉及足太阳膀胱经腧穴，锻炼了人体脊柱功能，故能固肾壮腰，对腰肌劳损、坐骨神经痛及泌尿系统疾病有一定疗效。

第七式：攒拳怒目增气力

本式动作可激发大脑皮层和自主神经兴奋，加强气血的运行。此外，怒目有助于增强攒拳的气力，也是用力的表现，长期锻炼，可刺激手足三阴三阳经脉的腧穴，调节肝胆之经。

1. 习练步骤（图 15-7）

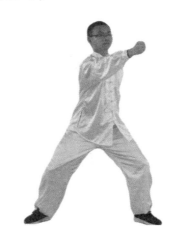

图 15-7　第七式：攒拳怒目增气力

（1）预备。同第一式，松静站立，精神内守，呼吸自然。

（2）马步握拳。左脚向左平跨一步，屈膝下蹲，成马步，两手握拳于腰间。

（3）马步冲拳。左拳向前冲出，拳眼向上，两眼瞪视左拳，左拳收回。右拳向前冲出，拳眼向上，两眼瞪视右拳，右拳收回。

（4）弓步叉拳。上体左转，成左弓步，同时，两拳体前交叉。

（5）上举平劈。两拳交叉上举至头上方，左右分开，向下劈拳，拳眼向上，高与肩平，眼视右拳。

（6）马步握拳。上体右转成马步，两拳收于腰间，拳心向上。

（7）弓步叉拳。同动作（4），唯方向相反。

（8）上举平劈。同动作（5），唯方向相反。

（9）马步合抱。上体左转，成马步，两臂屈肘交叉抱于胸前，拳心向内。

（10）伸肘崩拳。两臂伸肘，向两侧冲拳，眼平视。

（11）收式。两臂下落体侧，左脚收回，并步直立。

2. 习练功用 "攒拳怒目增气力"，"攒拳"可激发足厥阴肝经经气，以至筋骨强健，气力倍增。"怒目"则可疏泄肝气，调和气血。

第八式：背后七颠百病消

本式动作通过五趾抓地，两腿并拢，提肛收腹，肩向下沉，百会上顶、颠足，整个动作要求放松。与两手托天动作正相反，托天动作是要把全身伸展、拉开，而这段动作是要通过轻微震动，使全身各器官、各系统复位。

1. 习练步骤（图 15-8）

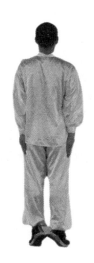

图 15-8　第八式：背后七颠百病消

（1）预备。同第一式，松静站立，精神内守，呼吸自然。

（2）提踵点地。两臂外展 30°，向右转掌，上提足跟，至脚尖点地。

（3）上下抖动。脚跟不着地，身体上下抖动七次，再尽力提踵，头向上顶，随之脚跟轻轻着地，两手落于体侧。

（4）结束动作。两臂经体侧上举于头顶上方，配合吸气，再经体前徐徐下按至腹前，配合呼气。重复多次后，立正还原。

2. 习练功用 "背后七颠百病消"，可补益肾气、疏通经络、调和气血。适当的振动对人体骨骼、肌肉、内脏等均有益，久练可增强人体抵抗力，祛病强身。

第二节　太极拳

太极拳是我国的国粹，国家级非物质文化遗产，是以中国传统儒、道哲学中的太极、阴阳辩证理念为核心思想，集颐养性情、强身健体、技击对抗等多种功能为一体，结合易学的阴阳五行之变化、中医经络学、古代的导引术和吐纳术而形成的一种内外兼修、柔和、缓慢、轻灵、刚柔相济的中国传统拳术。动作以松柔入手、练劲养气、可缓可快、柔中寓刚、刚中有柔为特点。

传统太极拳门派众多，常见的太极拳流派有陈式、杨式、武式、吴式、孙式、和式等派别，各派既有传承关系，相互借鉴，也各有自己的特点，呈百花齐放之态。由于太极拳是近代形成的拳种，流派众多，群众基础广泛，因此是中国武术拳种中非常具有生命力的一支。

太极拳适合任何年龄、性别、体型与身态者。经常练习太极拳，对于身心健康有意想不到的收获。太极拳是一种简单而又高深的运动，练习者通过练气、蓄劲等手段来让自己一辈子受益。

新中国成立后，毛泽东主席曾号召全国人民打太极拳。1978 年以来，中国的改革开放给太极拳的全面发展营造了巨大的空间，太极拳进入推广普及期，邓小平同志曾亲笔题词"太极拳好"。

太极拳不仅在国内盛行，太极拳大师们还走出国门，将太极拳这一国之瑰宝传播到海外 150 多个国家和地区。太极拳传播至今，已经成为世界上参与人数最多、最受人们喜爱的武术运动和健身活动项目，全世界的太极拳习练者高达三亿之众。

太极拳成为东方文化的一种符号象征，成为促进东方文化与西方文化交流的重要桥梁和纽带。太极拳的创编，也是继"四大发明"之后中华民族伟大创造力的又一次展示。继承和保护太极拳，对于弘扬中国传统文化、提高人类生活质量、弘扬民族传统美德、增强社会凝聚力、构建和谐社会等都有着十分重要的意义。

2006年太极拳被列入中国首批国家非物质文化遗产名录。2020年12月，联合国教科文组织保护非物质文化遗产政府间委员会第15届常会将"太极拳"项目列入联合国教科文组织人类非物质文化遗产代表作名录。

24式简化太极拳也叫简化太极拳，是国家体委（现为国家体育总局）于1956年组织太极拳专家汲取杨氏太极拳之精华编串而成的。尽管它只有24个动作，但相比传统的太极拳套路来讲，其内容更显精练，动作更显规范，并且也能充分体现太极拳的运动特点。24式简化太极拳深受广大群众的欢迎，也是广大群众主要要练习的拳种。下面简要介绍24式简化太极拳。

一、动作要求

24式简化太极拳是国家本着弘扬国粹、发扬传统武术的指导思想而编制的一套入门级的太极拳，它动作简练，浓缩了传统太极拳的精华，老少皆宜，实在是居家晨练之必备佳品。练习时应做到心静体松。所谓"心静"，就是在练习太极拳时，思想上应排除一切杂念，不受外界干扰；所谓"体松"，不是全身松懈疲沓，而是指在练拳时保持身体姿势正确的基础上，有意识地让全身关节、肌肉及内脏等达到最大限度的放松状态。"连贯圆活""心静体松"是对太极拳练习的基本要求。而是否做到"连贯圆活"是衡量一个人功夫深浅的主要依据。太极拳练习所要求的"连贯"是指多方面的。其一是指肢体的连贯，即所谓"节节贯穿"。肢体的连贯是以腰为枢纽的。在动作转换过程中，要求：对下肢，是以腰带跨，以跨带膝，以膝带足；对上肢，是以腰带背，以背带肩，以肩带肘，再以肘带手。其二是动作与动作之间的衔接，即"势势相连"，前一动作的结束就是下一个动作的开始，势势之间没有间断和停顿。而"圆活"是在"连贯"基础上的进一步要求，意指活顺、自然。要做到"运动如抽丝，迈步似猫行"，首先要注意虚实变换要适当，使肢体各部在运动中没有丝毫不稳定的现象。若不能维持平衡稳定，就谈不上什么"迈步如猫行"。一般来说，下肢以主要支撑体重的腿为实，辅助支撑或移动换步的腿为虚；上肢以体现动作主要内容的手臂为实，辅助配合的手臂为虚。总之，虚实不但要互相渗透，还需在意识指导下变化灵活。太极拳练习的呼吸方法有自然呼吸、腹式顺呼吸、腹式逆呼吸和拳势呼吸。以上几种呼吸方法，不论采用哪一种，都应自然、匀细，徐徐吞吐，要与动作自然配合。初学者宜采用自然呼吸。

二、动作说明

第一式：起势

动作：①两脚开立；②两臂前举；③屈膝按掌。见图 15-9。

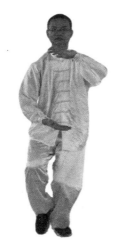

图 15-9　第一式：起势

第二式：野马分鬃

动作：①收脚抱球；②左转出步；③弓步分手；④后坐撇脚；⑤跟步抱球；⑥右转出步；⑦弓步分手；⑧后坐撇脚；⑨跟步抱球；⑩左转出步；⑪弓步分手。见图 15-10。

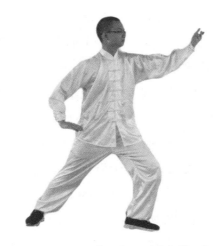

图 15-10　第二式：野马分鬃

第三式：白鹤亮翅

动作：①跟半步胸前抱球；②后坐举臂；③虚步分手。

第四式：搂膝拗步

动作：①左转落手；②右转收脚举臂；③出步屈肘；④弓步搂推；⑤后坐撇脚；⑥跟步举臂；⑦出步屈肘；⑧弓步搂推；⑨后坐撇脚；⑩跟步举臂；⑪出步屈肘；⑫弓步搂推。见图 15-11。

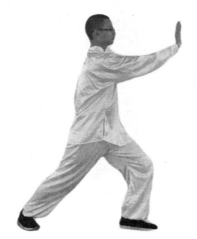

图 15-11　第四式：搂膝拗步

第五式：手挥琵琶

动作：①跟步展手；②后坐挑掌；③虚步合臂。见图 15-12。

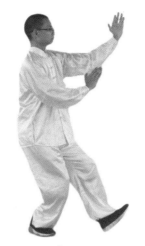

图 15-12　第五式：手挥琵琶

第六式：倒卷肱

动作：①两手展开；②提膝屈肘；③撤步错手；④后坐推掌。见图15-13。

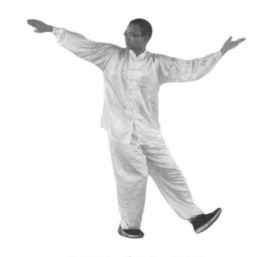

图 15-13　第六式：倒卷肱

第七式：左揽雀尾

动作：①右转收脚抱球；②左转出步；③弓步掤臂；④左转随臂展掌；⑤后坐右转下捋；⑥左转出步搭腕；⑦弓步前挤；⑧后坐分手屈肘收掌；⑨弓步按掌。

第八式：右揽雀尾

动作：①后坐扣脚、右转分手；②回体重收脚抱球；③右转出步；④弓步棚臂；⑤右转随臂展掌；⑥后坐左转下捋；⑦右转出步搭手；⑧弓步前挤；⑨后坐分手屈肘收掌；⑩弓步推掌。

第九式：单鞭

动作：①左转扣脚；②右转收脚展臂；③出步勾手；④弓步推举。见图 15-14。

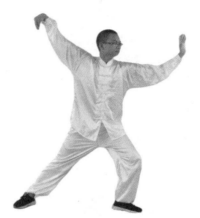

图 15-14　第九式：单鞭

第十式：云手

动作：①右转落手；②左转云手；③并步按掌；④右转云手；⑤出步按掌。见图 15-15。

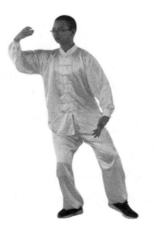

图 15-15　第十式：云手

第十一式：单鞭

动作：①斜落步右转举臂；②出步勾手；③弓步按掌。

第十二式：高探马

动作：①跟步后坐展手；②虚步推掌。见图15-16。

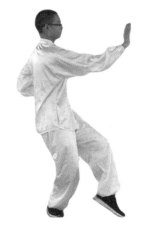

图15-16　第十二式：高探马

第十三式：右蹬脚

动作：①收脚收手；②左转出步；③弓步划弧；④合抱提膝；⑤分手蹬脚。见图15-17。

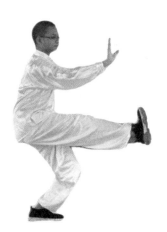

图15-17　第十三式：右蹬脚

第十四式：双峰贯耳

动作：①收脚落手；②出步收手；③弓步贯拳。见图15-18。

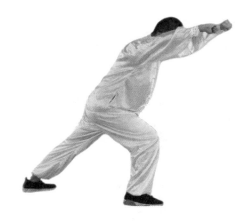

图 15-18　第十四式：双峰贯耳

第十五式：转身左蹬脚

动作：①后坐扣脚；②左转展手；③回体重合抱提膝；④分手蹬脚。见图 15-19。

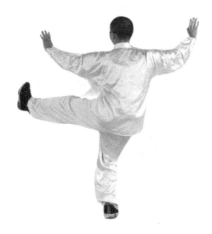

图 15-19　第十五式：转身左蹬脚

第十六式：左下势独立

动作：①收脚勾手；②蹲身仆步；③穿掌下势；④撇脚弓腿；⑤扣脚转身；⑥提膝挑掌。见图 15-20。

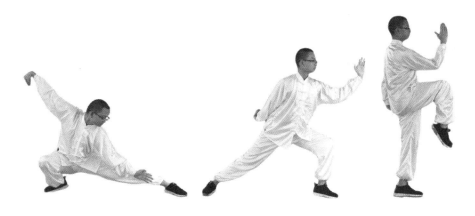

图 15-20　第十五式：转身左蹬脚

第十七式：右下势独立

动作：①落脚左转勾手；②蹲身仆步；③穿掌下势；④撇脚弓腿；⑤扣脚转身；⑥提膝挑掌。

第十八式：左右穿梭

动作：①落步落手；②跟步抱球；③右转出步；④弓步推架；⑤后坐落手；⑥跟步抱球；⑦左转出步；⑧弓步推架。见图 15-21。

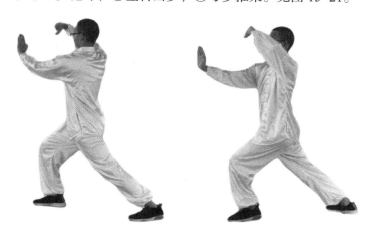

图 15-21　第十八式：左右穿梭

第十九式：海底针

动作：①跟步落手；②后坐提手；③虚步插掌。见图 15-22。

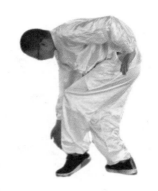

图 15-22　第十九式：海底针

第二十式：闪通臂

动作：①收脚举臂；②出步翻掌；③弓步推架。见图 15-23。

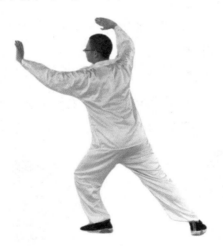

图 15-23　第二十式：闪通臂

第二十一式：转身搬拦捶

动作：①后坐扣脚右转摆掌；②收脚握拳；③垫步搬捶；④跟步旋臂；出步裹拳拦掌；⑥弓步打拳。见图 15-24。

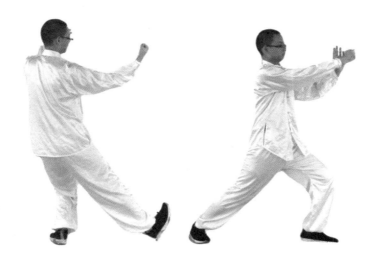

图 15-24　第二十一式：转身搬拦捶

第二十二式：如封似闭

动作：①穿臂翻掌；②后坐收掌；③弓步推掌。见图 15-25。

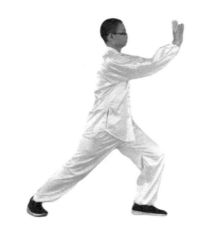

图 15-25　第二十二式：如封似闭

第二十三式：十字手收势

动作：①后坐扣脚；②右转撇脚分手；③移重心扣脚划弧。见图 15-26。

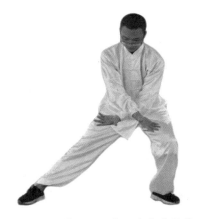

图 15-26　第二十三式：十字手收势

第二十四式：收势

动作：①收脚合抱；②旋臂分手；③下落收势。

第三节　易筋经

"易"，变通、改换、脱换之意；"筋"指筋骨、筋膜；"经"则带有指南、法典之意。易筋经就是改变筋骨，通过修炼丹田真气打通全身经络的内功方法。其包括内经和外经两种锻炼方法，各有 12 势。

易筋经选用站式，以一定的姿势，借呼吸诱导，逐步加强筋脉和脏腑的功能。大多数采取静止性用力。呼吸以舒适自然为宜，不可屏住呼吸。

古代相传的易筋经姿势及锻炼法有 12 势，即韦驮献杵（有 3 势）、摘星换斗、三盘落地、出爪亮翅、倒拽九牛尾、九鬼拔马刀、青龙探爪、卧虎扑食、打躬势、掉尾势等。

预备式

1. 功法口诀　并步站立身放松，下颏内收百会领，目光内含身中正，呼吸自然调身形。身心放松息调整，动作要与意随行，顺其自然除杂念，三调合一练好功。

2.分解动作

（1）两脚平行站立，与肩等宽，双膝微屈，两臂自然下垂于身体两侧，五指自然并拢微屈，两眼平视前方，继而放松，轻轻闭合，眼若垂帘。

（2）全身自上而下头颈、肩、臂、平、胸、腹、臀、大腿、小腿、脚依次放松，躯体各关节及内脏放松，做到身无紧处，心无杂念，神意内收。

3.动作要领　心平气和，神能安详，洗心涤虑，心澄貌恭。

第一式：韦驮献杵

1.功法口诀　立身期正直，环拱手当胸，气定神皆敛，心澄貌亦恭。

2.分解动作（图 15-27）

（1）两臂外展　左脚向左分开，与肩同宽，两臂外展与肩平，掌心向下，手臂保持平直。

（2）合掌胸前　转掌心向前，缓慢合拢，屈肘旋臂，转腕内收，两手指尖向上，腕、肘与肩平。

（3）旋臂指胸　两臂内旋，指端对胸，与天突穴相平。

（4）拱手抱球　两肩向左右缓缓拉开，双手在胸前成抱球状。沉肩垂肘，十指微屈，掌心相对，相距约 15cm，两目平视。

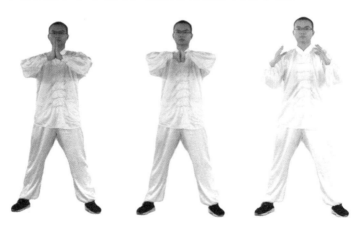

图 15-27　第一式：韦驮献杵

3.动作要领 沉肩垂肘，脊背舒展，上虚下实。

4.锻炼效果 平心静气、安神定志。对神经衰弱、心烦失眠有一定效果。

第二式：横担降魔杵

1.功法口诀 足趾挂地，两手平开，心平气静，目瞪口呆。

2.分解动作（图15-28）

（1）两手下按 掌心向下，指端向前。

（2）提掌前推 两手同时翻掌心向上，上提至胸前，向前推出，高与肩平。

（3）双手横担 双手向左右分开，两臂平直，掌心向上。

（4）翻掌提踵 翻转掌心向下，两膝伸直，足跟提起，足趾抓地，身体前倾，两目平视。

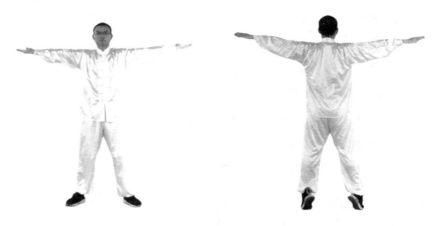

图15-28 第二式：横担降魔杵

3.动作要领 双手一字平开，两足跟提起，两膝挺直内夹。

4.锻炼效果 宽胸理气，疏通血脉，平衡阴阳，改善心肺功能，调节身体平衡性，对共济失调有一定效果。

第三式：掌托天门

1.功法口诀 掌托天门目上观，足尖着地立身端。力周腿胁浑如植，咬紧牙关不放宽。舌可生津将腭舐，鼻能调息觉心安。两拳缓缓收回处，用力还将挟重看。

2. 分解动作（图 15-29）

（1）平步静息　左脚向左分开，与肩同宽，平心静气。

（2）提掌旋腕　两手掌心向上，指端相对，上提至胸前，旋腕转掌，掌心向下。

（3）翻掌托举　翻掌心向上，托举上头，同时提足跟。

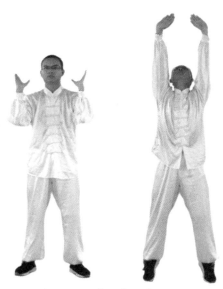

图 15-29　第三式：掌托天门

（4）掌托天门　四指并拢，拇指外分，两虎口相对，对向天门穴，头略后仰，双目注视掌背。

3. 动作要领　两臂上托，切忌贯力，双足立稳，目注视掌背，是指经天门穴内视，不须过分仰头。

4. 锻炼效果　调理三焦，激发脏腑之气，引血上行，增加头部血流量，对脑供血不足、低血压、心肺疾病、脾胃虚弱、妇科病等均有一定疗效。需要注意的是，高血压患者忌练此式。

第四式：摘星换斗

1. 功法口诀　只手擎天掌覆头，更从掌内注双眸。鼻端吸气频调息，用力回收左右侔。

2. 分解动作（图 15-30）

（1）握拳护腰　两手握拳，（握固法）上提至腰侧，拳心向上。

（2）弓部分手　左脚跨向左前方，成左弓步，同时右手以拳背护于腰后命门穴，左手变掌，伸向左前方，高与头平，掌心向上，目视左手。

（3）转体屈膝　重心后移，上体略转，右脚屈膝，左手向右平摆，眼随左手。

（4）虚步勾手　上体左转，左脚稍收回，成左虚步，左手随体左摆，变钩手，举于头前上方。钩尖对眉中，目视钩手掌心。右式动作相同，唯方向相反。

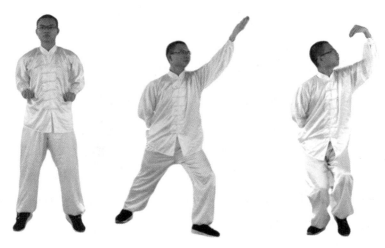

图 15-30　第四式：摘星换斗

3. 动作要领　转体动作，均用腰带动，五指微收紧，屈腕如钩状，目视钩心掌。

4. 锻炼效果　作用于三焦，使肝、胆、脾、胃等脏器受到柔和的自我按摩，增强消化功能。

第五式：倒拽九牛尾

1. 功法口诀　两腿后伸前屈，小腹运气空松；用力在于两膀，观拳须注双瞳。

2. 分解动作（图15-31）

（1）平步马挡　左脚向左分开，比肩稍宽，两臂由体侧举至头上，掌心相对，屈膝下蹲，两掌变拳，经体前下落至两腿间，拳背相对。

（2）左右分推　两拳上提至胸，拳心向下，变拳为掌，左右分推，掌心向外，两臂撑直。

（3）倒拽九牛　成左弓步，两掌变拳，左手划弧至面前，拳高不过眉，右手划弧至身体后方。

（4）前俯后仰　上体前俯至胸部靠近大腿，再直腰后仰。其他姿势不变。

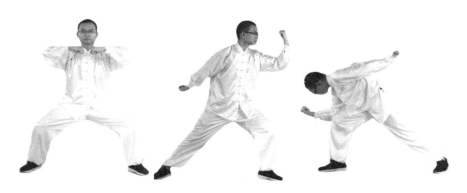

图15-31　第五式：倒拽九牛尾

3. 动作要领　两腿前弓后箭，屈肘腕外旋后拽，双目注视拳，后肘微屈，屈肘腕内旋前拉，两臂作螺旋用力。高不过眉，肘不过膝，膝不过足。

4. 锻炼效果　舒筋活络，可防治肩、腰、背、腿肌肉损伤，也可增加臂力。

第六式：出爪亮翅

1. 功法口诀　挺身兼怒目，推手向当前；用力收回处，功须七次全。

2. 分解动作（图15-32）

（1）握拳护腰　两腿并拢，两手握拳，上提腰侧，拳心向上。

（2）推掌提踵　两拳上提至胸，化俯掌前推，同时上提足跟，两腿挺直。

（3）坐腕亮翅　肘直腕背伸，十指用力外分，眼平视指端。

（4）收拳推掌　用力握拳收回至胸前侧，同时缓慢落踵。再提踵，变掌心向前，十指外分前推，共做7次。

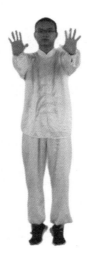

图 15-32　第六式：出爪亮翅

3.动作要领　坐腕亮翅时，脚趾抓地，力由下生，并腿伸膝，两胁用力，力达指端。收拳时吸气，推出时呼气。

4.锻炼效果　疏泄肝气，调畅气机，培养肾气，增强肺气。对老年性肺气肿、肺心病有一定效果。

第七式：九鬼拔马刀

1.功法口诀　侧首弯肱，抱顶及颈；自头收回，弗嫌力猛；左右相轮，身直气静。

2.分解动作（图 15-33）

（1）交叉上举　两手腹前交叉，左手在前，从体前举至头上方，向左右下落至体侧。

（2）抱枕向背　左手由体侧向前举至头上，掌心向右，左手按住头后枕部，右手向后上至左肩胛骨下部，掌心前按。

（3）与项争力　左手掌前按，肘向后展，项部用力后仰，身体随势充分向左逆转，眼向左平视。

（4）撤力转正　双手同时撤力，身体转正，两臂成侧平举，掌心向下。右式与左式相同，唯方向相反。

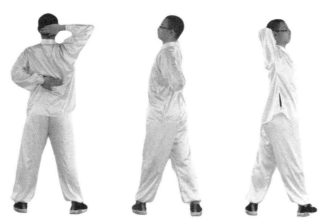

图 15-33　第七式：九鬼拔马刀

3.动作要领　上体左右拧转，保持躯干中轴正直，两手按压，均用暗劲。

4.锻炼效果　增强脊柱及肋骨各关节的活动范围，有利于疏通督脉，宽胸理气，改善头部血液循环。对防治颈椎病、肺气肿、脑供血不足等有一定效果。

第八式：三盘落地

1.功法口诀　上腭坚撑舌，张眸意注牙；足开蹲似踞，手按猛如拿；两掌翻齐起，千斤重有加；瞪目兼闭口，起立足无斜。

2.分解动作（图 15-34）

（1）左脚横跨　左脚向左横跨一步，两脚相距比肩稍宽。

（2）仰掌上托　两臂由体侧向前仰掌上举，两臂伸直与肩相平、同宽。

（3）翻掌旋臂　两掌心翻转向下，两手掌内旋，肘往外展，两腿屈膝下蹲成马步，两手掌下按，悬空于膝部上方。

（4）三盘落地　两腿缓缓伸直；同时，两掌心翻转向上，上托至与肩平，再屈膝下蹲；同时，两掌翻转向下，按至膝部外侧。两腿缓缓伸直；同时，两掌心翻转向上，上托至与肩平，再屈膝下蹲；同时，两掌翻转向下，按至膝部外侧中部。两目平视。

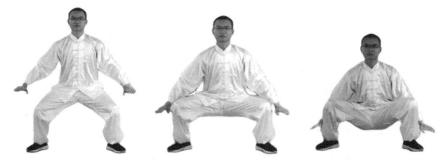

图 15-34 第八式：三盘落地

3. 动作要领 两手向上，如托千斤；两手下落，如按水中浮球。

4. 锻炼效果 促进大腿和腹腔静脉血液的回流，消除盆腔血淤。对腰腿痛、盆腔炎等有一定疗效。

第九式：青龙探爪

1. 功法口诀 青龙探爪，左从右出；修士效之，掌气平实；力周肩背，围收过膝；两目平注，息调心谧。

2. 分解动作（图 15-35）

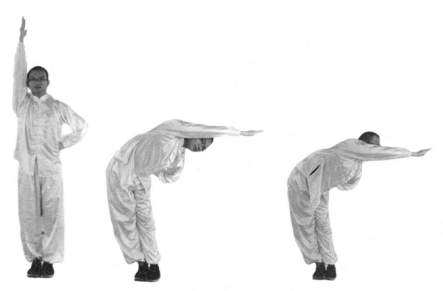

图 15-35 第九式：青龙探爪

（1）举掌侧腰　双手握拳上提，拳面抵二侧章门穴，拳心向上，右拳变掌，向前上举至头上位，掌心向左，上臂靠紧头，腰随势左侧弯，右掌心向下。

（2）转体屈指　向左转体至面部朝下，右手四指并拢，屈拇指按于掌心，掌心向下，右臂向左侧伸展。

（3）俯掌探地　上体向左前下俯，右手掌随势推撑至左足正前方，触地按紧，双膝挺直。足跟不离地，抬头目前视。

（4）屈膝围收　成马步，转正，右臂划弧至右大腿外侧。右式与左式相同，唯方向相反。

3. 动作要领　侧腰转体时，手臂、躯干要躯干伸展，俯身探地，要求肩松、肘直、掌撑实，膝挺直、足勿移，呼吸自然。

4. 锻炼效果　疏肝利胆，宣肺束带，调节五脏气机。对呼吸系统、肝胆病患、妇科经带疾患均有较好作用。

第十式：卧虎扑食

1. 功法口诀　两足分蹲身似倾，屈伸左右腿相更；昂头胸作探前势，偃背腰还似砥平；鼻息调元均出入，指尖着地赖支撑；降龙伏虎神仙事，学得真形也卫生。

2. 分解动作（图15-36）

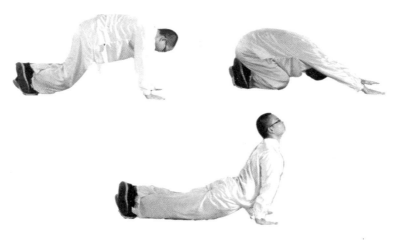

图15-36　第十式：卧虎扑食

（1）弓步探爪　左脚向前跨一大步，成左弓步，双手由腰侧向前作扑身，坐腕，手呈虎爪状。

（2）撑掌叠足　双手直掌撑地，收左足于右足跟上，成跟背相叠。

（3）后收蓄劲　身体向后收回，双足踏紧，臀高背低，双臂伸直，头收于两臂之间。

（4）前探偃还　头、胸、腹、腿依次紧贴地面，向前呈弧形推送，至抬头挺胸，沉腰收臀，再依次向后呈弧形收回，至臀高背低位，换足时，于臀高背低位，交换左右足位置。

3.动作要领　往返动作呈波浪起伏，紧贴地面，两肘和两膝不可硬挺。忌用力过猛，呼气向前推送，吸气向后收，切忌屏气。

4.锻炼效果　强腰健肾，舒筋健骨。久炼可增加指力、臂力和下肌力量。

第十一式：打躬击鼓

1.功法口诀　两手齐持脑，垂腰至膝间；头惟探胯下，口更齿牙关；掩耳聪教塞，调元气自闲；舌尖还抵腭，力在肘双弯。

2.分解动作（图15-37）

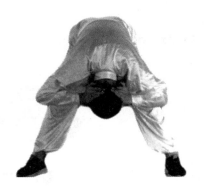

图 15-37　第十一式：打躬击鼓

（1）展臂下蹲　左脚向左分开，比肩稍宽，双手仰掌外展，上举至头上，掌心相对，同时屈膝下蹲成马步。

（2）马步抱枕　十指交叉相握，屈肘缓慢下落，双掌抱于头枕部，与项争力，双目前视。

（3）直膝俯腰　缓缓伸直膝；同时，向前俯腰，双手用力，使头压向胯下，膝挺直，足跟不离地，双目后视。

（4）击鸣天鼓　双手掌心分别轻掩耳部，四指按于枕骨，食指从中指滑落，弹击枕骨，耳内可闻及咚咚响声。击24次。

3. 动作要领　双手掌抱紧枕部，两肘向后充分伸展，与项争力。俯腰时，头尽量压向胯下，膝直，足勿离地。切忌屏气。

4. 锻炼效果　醒脑明目，益聪固肾。可增强头部的血液循环，消除耳鸣，增强听力，并缓解紧张、疲惫。需要注意的是，高血压患者禁练本势。

第十二式：掉尾

1. 功法口诀　膝直膀伸，推手自地；瞪目昂头，凝神一志；起而顿足，二十一次；左右伸肱，以七为志；更作坐功，盘膝垂眦；口注于心，息调于鼻；定静乃起，厥功维备。

2. 分解动作（图 15-38）

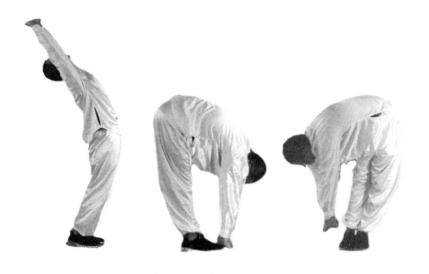

图 15-38　第十二式：掉尾

（1）握指上托　并步，双手十指交叉握于小腹前，掌心向上托于胸前，旋腕翻掌心向上，托至肘部挺直，腕臂伸，托举用力，目平视。

（2）左右侧俯　向左侧转体90°，随势向左前方俯身，双掌推至左足外侧，掌心贴地，膝挺直，足跟不离地，抬头，目前视。由原路返回，身体转正。双手随势上托，再向右侧转体 90°。随势向右前方俯身，双掌推至右足外侧，掌心贴地，膝挺直，足跟不离地，抬头，目前视。再由原路返回，身体转正。

（3）后仰似弓　双手臂、头、脊背极力后仰，双膝微屈，足不离地，全身尽力绷紧，犹如拉紧弓弦，两目上视。

（4）前俯推掌　俯身向前，随势掌心向下，推掌至双足正前方，抬头，目前视，膝挺直，足跟不离地。

3. 动作要领　十指交叉相握，上举肘挺直，俯身推掌至地，膝直，肘直，抬头目视前方，呼吸自然。

4. 锻炼效果　疏通经络，强健筋骨。增强腰、下肢和手臂的力量及柔韧性。本势为结束动作，尚能通调十二经脉、奇经八脉，畅通气厥。

收势

1. 功法口诀　松手直立身中正，两臂外旋成侧平，两臂缓慢向上举，胸前下引至腹中。伸臂上举两手松，下引匀速缓慢行，先经涌泉引入地，引气回归丹田中。

2. 分解动作

（1）先把十指交叉的两手松开。两臂像钟摆一样分别往左右外旋。

（2）慢慢地直起上身。起身后，两臂伸直成侧平举，掌心向上托。

（3）两臂继续向上举，手腕和肘微屈，成上抱式。

（4）双手十指保持距离，掌心向下，指尖相对，缓缓向下按，目视前下方。

（5）全身放松，肩膀松沉，松腰实腹，双掌经过头、面，下落胸前。徐徐引气至小腹丹田部，掌心向下。双掌外旋，掌心向上。重复动作（3）～（5），共调理 3 遍。

（6）两腿再并拢。让两手臂放松还原，手掌依然保持掌面。

（7）放松手掌，并自然地垂立于身体的两侧，舌头抵住上腭，目视前方。

3. 动作要领　心平气和，气定神敛。

第十六章　针灸推拿养生法

　　针灸推拿养生是指以中医经络学说为基础，以刺激腧穴、调整经络气血为基本手段，从而激发营卫气血的运行，和阴阳、养脏腑，以达到增强体质、防病治病、益寿延年目的的养生方法。人体是一个统一的整体，以脏腑为中心，由经络外络肢体、官窍。人的生长与健康，病的形成与痊愈，都与人体经络有密切关系。针灸推拿防治疾病，在我国已有数千年的历史，疗效确切。历代养生家通过大量的养生实践证明，针刺、艾灸、推拿、刮痧、拔罐等针灸推拿养生方法各有所长，各有所宜，综合应用效果更佳。本章仅介绍几种家庭常用、简便易学的养生方法，以供参考。

第一节　艾灸养生

　　灸，灼烧的意思。灸法主要是借灸火的热力给人体以温热性刺激，通过经络腧穴的作用，以达到防治疾病目的的一种方法。现代灸法常用艾灸。艾灸法适应证广，疗效确切，安全可靠，易学易用，广泛运用于各科疾病的治疗与保健中。古人对艾灸的养生作用推崇备至，《扁鹊心书》中就指出："人于无病时，常灸关元、气海、命门、中脘……虽未得长生，亦可保百余年寿矣。"

一、艾灸法的作用

1. 温经散寒　艾灸法具有温经散寒的功能。临床上常用于治疗寒凝血滞、经络痹阻所引起的寒湿痹痛、痛经、经闭、胃脘痛、寒疝腹痛、泄泻、痢疾等病证。

2.扶阳固脱 《扁鹊心书》记载:"真气虚则人病,真气脱则人死,保命之法,灼艾第一。"阳气下陷或欲脱之危证,皆可用艾灸法,以扶助虚脱之阳气。临床上多用于治疗脱证,以及中气不足、阳气下陷而引起的遗尿、脱肛、阴挺、崩漏、带下、久泄、久痢、痰饮等。

3.消瘀散结 艾灸法能使气机通畅,营卫调和,故瘀结自散。所以临床常用于治疗气血凝滞之疾,如乳痈初起、瘰疬、瘿瘤等。

4.防病保健 艾灸具有防病保健作用,今人称之为"保健灸",也即无病施灸,可以激发人体的正气,增强抗病的能力,使人精力充沛,健康长寿。

二、艾灸法的适用范围

艾灸法可广泛用于内、外、妇、儿各科,临床上主要用于治疗寒证、虚证及阴证。如风寒湿痹、腹痛、泄泻、久泄、久痢、瘰疬、瘿瘤、痈疽、痛经、经闭、遗尿、遗精、阳痿、早泄、大汗淋漓、四肢厥冷、脉微欲绝、脱肛、崩漏、内脏下垂等,也可用于养生保健。

三、艾灸法的操作方法

常用的艾灸养生方法可分为艾炷灸、艾条灸和温灸器灸。

（一）艾炷灸法

艾炷灸,是将纯净的艾绒放在平板上,用手搓捏成大小不等的圆锥形艾炷,置于施灸部位点燃治病的方法。常用的艾炷或如麦粒,或如绿豆,或如黄豆,或如半截橄榄等。艾炷灸又分直接灸与间接灸。

1.直接灸 是将大小适宜的艾炷直接放在皮肤上施灸的方法。古代常以阳燧映日所点燃的火来点燃艾炷,此火称为明火,以此火点艾施灸称为明灸。因把艾炷直接放在腧穴所在的皮肤表面点燃施灸,故又称为着肤灸、着肉灸。若施灸时需将皮肤烧伤化脓,愈后留有瘢痕者,称为瘢痕灸;若不使皮肤烧伤化脓,不留瘢痕者,称为无瘢痕灸。

（1）瘢痕灸　又名化脓灸，施灸后会留下永久性瘢痕（图 16-1）。因此，施灸前必须征得患者同意合作后，方可使用本法。本法在治疗急难危重症方面，具有十分显著的优势，深受历代医家的青睐。但由于其施灸后的特殊性，现代临床一般用于治疗哮喘、肺痨、瘰疬等慢性顽疾。

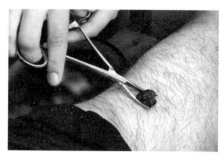

图 16-1　瘢痕灸

（2）无瘢痕灸　又名非化脓灸。施灸前在施灸处涂抹少许的凡士林，以贴附艾炷，然后将大小合适的艾炷直接放置在所选穴位皮肤上，点燃，当艾炷燃烧至患者感到灼痛时，换上新炷再灸，直至燃完规定的壮数为止。本法操作结束后，偶发小水泡，但不出现化脓，不留瘢痕，因此临床应用更为广泛，凡是艾灸法的适应范围，均可采用这种方法施灸。

2. 间接灸　是指用药物或其他材料将艾炷与施灸腧穴部位的皮肤隔开，进行施灸的方法，故又称隔物灸、间接灸。这种方法具有艾灸与间隔药物的双重作用，临床应用较多。常用的有如下几种：

（1）隔姜灸　施灸方法是将新鲜的老姜切成 2～3mm 的薄片，用针在姜片中间的部位穿刺数孔，再置于需要施灸的穴位或部位上，放置合适大小的艾炷，点燃施灸（图 16-2）。当患者感到灼痛时，可将姜片向上提起，再放下，当艾炷燃至 2/3 时，可更换新的艾炷，重新点燃，继续施灸。一般每次施灸 5～7 壮，以局部皮肤潮红为度。本法具有温中散寒、解表止呕的作用；常用于外感风寒的表证和虚寒性病证，如风寒感冒、呕吐、腹痛、泄泻、遗精、阳痿、早泄、不孕、痛经、面瘫及风寒湿痹等。

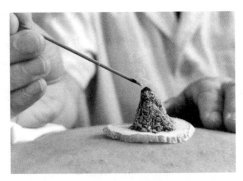

图 16-2　隔姜灸

（2）隔蒜灸　本法需用独头大蒜，操作方法同隔姜灸。隔蒜灸具有解毒杀虫、消肿散结、抗痨止痛的作用，多用于治疗肺痨、腹中积块、疮疡未溃及蛇蝎毒虫所伤之病证。

（3）隔盐灸　本法操作略有不同，施灸时，患者仰卧，暴露脐部，放入纯净干燥的食盐，将肚脐填平，然后在盐上放置大艾炷，点燃施灸，一般可灸 3 ～ 7 壮，急重病证可重灸、多灸，不必拘泥壮数，以脉起、体温回升、症状改善为度。操作时为避免食盐受火爆裂伤到患者，也可在盐上放置姜片。此法具有回阳救逆、散寒固脱的作用，适用于急性腹痛、吐泻、痢疾、四肢厥冷和虚脱等病证。

（4）隔附子饼灸　施灸时，将附子用水浸透再行施治，其施灸方法同隔姜灸。本灸法具有温肾壮阳的作用，适用于因命门火衰而致的阳虚诸证，如阳痿、早泄、遗精、疮疡久溃不敛等病证。

（二）艾条灸法

艾条灸又称为艾卷灸，是指用纸包裹艾绒，卷成圆筒状，一端点燃后，在穴位或病所熏灼的一种灸治方法。因艾条使用方便，易操作，痛苦少，所以临床应用十分广泛。以下介绍三种常用的艾条灸。

1. 温和灸　施灸时将艾条的一端点燃，对准应灸的腧穴部位或患处，距皮肤 2 ～ 3cm 的距离进行熏烤，使患者局部有温热感而无灼痛为宜，一般每处灸 5 ～ 10 分钟，至皮肤出现红晕为度（图 16-3）。对于昏厥、局部知觉迟钝的患者，医者可将食、中二指分张，置于施灸部位的两侧，这样可以通过医者手指的感觉来测知患者局部的受热程度，以便随时调节施灸的距离和防止烫伤。临床上温和灸的应用范围非常广泛，但因其艾灸的火力不足，故不宜用于急重病证或慢性病证的急性发作。

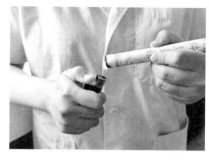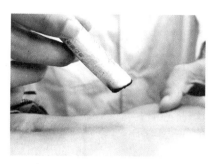

图 16-3　温和灸

2. 回旋灸　施灸时，艾卷点燃的一端与施灸部位的皮肤虽然保持一定的距离，但不固定，而是向左右方向移动或反复旋转地施灸。本法适用于治疗风寒湿痹及瘫痪、神经性皮炎等病损表浅而面积较大者。

3. 雀啄灸　施灸时，将艾条点燃的一端与施灸部位的皮肤并不固定在一定距离，而是像鸟雀啄食一样，一上一下活动地施灸。本法温热刺激作用较强，一般每穴施灸 5 ～ 10 分钟。多用于昏厥急救、小儿疾患、急性疼痛等病证。

（三）温灸器灸

温灸器又名灸疗器，是一种专门用于施灸的器具，用温灸器施灸的方法称温灸器灸。临床常用的有温灸盒（图 16-4）和温灸筒。施灸时，将艾绒，或加掺药物装入温灸器的小筒，点燃后，将温灸器之盖扣好，

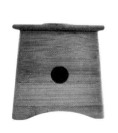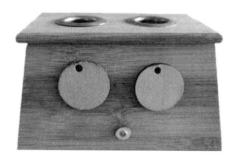

图 16-4　温灸盒

即可置于腧穴或应灸部位进行熨灸，直到所灸部位的皮肤红润为度。本

法具有调和气血、温中散寒的作用，一般需要灸治者均可采用。对小儿、妇女及畏惧灸治者最为适宜。

四、艾灸养生常用穴位

1.神阙 位于当脐正中处（图 16-5）。神阙为任脉之要穴，具有补阳益气、温肾健脾的作用。每次可灸 7 ～ 15 壮，灸时用间接灸法，如将盐填脐心上，置艾炷灸之，有益寿延年的作用。

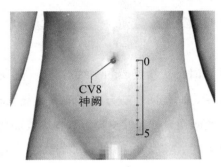

图 16-5　神阙穴

2.足三里 位于小腿外侧，犊鼻下 3 寸，胫骨前缘旁开 1 横指（中指），左右各一（图 16-6）。足三里穴为胃经下合穴，是治疗一切胃肠道疾病的主穴；还具有补益气血之功，为保健要穴。常灸足三里可健脾益胃，促进消化吸收，强壮身体。中老年人常灸足三里还可预防中风。用艾条、艾炷灸均可，时间可掌握在单穴 5 ～ 10 分钟／天。

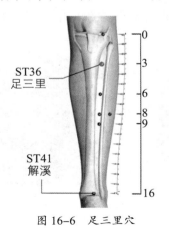

图 16-6　足三里穴

3. 中脘　位于腹正中线脐上 4 寸处（图 16–7）。为强壮要穴，具有健脾益胃、培补后天的作用。一般可灸 5 ～ 7 壮，或艾条灸 5 ～ 10 分钟。

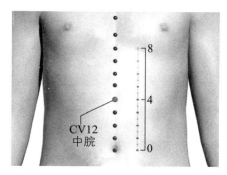

图 16–7　中脘穴

4. 膏肓　位于第 4 胸椎棘突下旁开 3 寸处（图 16–8）。常灸膏肓穴，有强壮作用。常用艾条灸 15 ～ 30 分钟，或艾炷灸 7 ～ 15 壮。

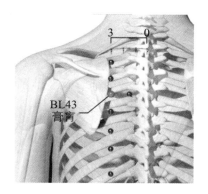

图 16–8　膏肓穴

5. 涌泉　脚趾卷屈，在前脚掌中心凹陷处取穴。此穴有补肾壮阳、养心安神的作用。常灸此穴，可健身强心、益寿延年。一般可灸 3 ～ 7 壮，或艾条灸 5 ～ 10 分钟。

6. 气海、关元　分别位于腹正中线上 1.5 寸和 3 寸处（图 16–9）。两穴均为人体强壮保健要穴，每天艾灸 1 次，每次 5 ～ 10 分钟，能调整和提高人体免疫功能，增强人的抗病能力。

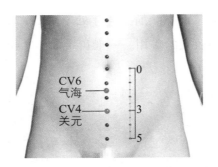

CV6
气海

CV4
关元

0

3

5

图 16-9　气海、关元穴

五、艾灸养生注意事项

（一）施灸的先后顺序

一般是先灸上部，后灸下部，先灸阳部，后灸阴部，壮数是先少而后多，艾炷是先小而后大。但在特殊情况下，则可酌情而施。如脱肛时，即可先灸长强以收肛，后灸百会以举陷。因此不可过于拘泥。

（二）施灸的禁忌

1. 对实热证、阴虚发热者，一般均不适宜灸疗。

2. 对颜面、五官和有大血管的部位及关节活动部位，不宜采用瘢痕灸。

3. 孕妇的腹部和腰骶部也不宜施灸。

（三）灸后的处理

施灸后，局部皮肤出现微红灼热，属于正常现象，不需处理。如因施灸过量、时间过长，局部出现小水疱，只要注意不擦破，可任其自然吸收。如水疱较大，可用消毒的毫针刺破，放出水液，或用注射针抽出水液，再涂以龙胆紫，并以纱布包敷。如用化脓灸者，在灸疮化脓期间，要注意适当休息，加强营养，保持局部清洁，并可用敷料保护灸疮，以防污染，待其自然愈合。如处理不当，灸疮脓液呈黄绿色或有渗血现象者，可用消炎药膏或玉红膏涂敷。

此外，施灸时应注意艾火勿烧伤皮肤或衣物。用过的艾炷、艾条等，应装入小口玻璃瓶或筒内，以防复燃。

第二节　推拿养生

推拿，古称按摩，主要通过各类手法达到疏经通络、调和阴阳的目的。推拿养生是我国传统的保健方法之一，其操作简便易学，效果安全可靠，是广大群众最为熟悉最为喜爱的养生保健方法之一。

一、推拿介质

推拿介质是指在推拿手法操作前，为了保护皮肤或增加疗效，涂搽在施术部位的润滑剂或药物制剂，常用于摩擦类手法，如摩法、擦法、推法、揉法、抹法等。使用推拿介质时应注意轻快柔和，平稳着实。

（一）介质的选择

1.辨证选择　根据中医学理论辨证，主要辨寒热与虚实。寒证选择能够温经散寒的介质，热证选择能够清凉退热的介质；虚证选用具有补益作用的介质，实证选用具有清泻作用的介质。

2.辨病选择　根据病情的不同选择不同的介质。如软组织损伤，多选用能够消肿止痛、活血化瘀的介质。

3.因人选择　介质的选择还要考虑年龄的因素，尤其小儿推拿，主要适用凉水、薄荷水、葱姜汁、麻油、蛋清等安全、无副作用的介质；老年人推拿，多用油剂和酒剂。

4.因时选择　介质的选择也受时间的影响，尤其要考虑季节的因素。比如春夏之季多用清凉的介质，秋冬之季常用温热的介质。

（二）常用的介质

1.凉水　即干净的冷水，最好是凉开水。其具有润泽肌肤和清凉退热的作用，常用于小儿外感发热等。

2.葱、姜汁（水）　将新鲜的葱白、鲜姜捣碎取汁。其具有散寒解表、温通发散的作用，多用于治疗风寒表证等。

3. 白酒 指食用白酒，具有温通活络、活血化瘀的作用，主要用于成人推拿，治疗急性扭挫伤，发热时可用于物理降温。

4. 麻油 即食用芝麻油。其具有润滑、补虚健脾的作用，可加强擦法透热的作用。

5. 红花油 具有活血化瘀、消肿止痛的作用，常用于治疗关节酸痛、跌打损伤等。

6. 滑石粉 指医用滑石粉，儿童爽身粉亦可。本品属于中性介质，具有吸汗、润滑皮肤的作用，小儿推拿中应用较多。

其他如按摩乳、蛤蜊油、凡士林、茶油、菜油等，均能作为介质，起到润滑皮肤的作用，但应避免皮肤破损。

二、推拿手法

推拿常用的基本手法分为 6 个大类，分别为摆动类、摩擦类、振动类、挤压类、叩击类和运动关节类。运用时，可根据实际需要选择不同的手法进行操作，运动关节类较少用于自我推拿养生。

1. 摆动类手法 包括一指禅推法、㨰法及揉法等，强调操作是以指或掌、腕关节作协调的连续摆动。其中，一指禅推法操作难度较大，需要经过长期的练习才能完全掌握。因此，在日常养生时，建议选用㨰法及揉法。

（1）㨰法 是以手掌的背侧部吸附于体表施术部位，通过前臂的旋转运动和腕关节的屈伸运动，使手背在施术部位上做持续不断的来回㨰动的手法（图 16-10）。本法具有接触面积广、压力大等特点，适用于颈项部、肩背部、腰臀部及四肢等部位，具有活血祛瘀、舒筋通络、滑利关节的作用，有较好的缓解肌肉痉挛、增强肌肉和韧带运动的功能，还有促进肌肉的血液循环及消除肌肉疲劳等功效。

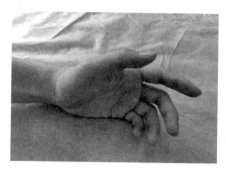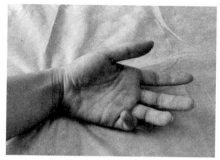

图 16-10　揉法

（2）揉法　是以手指面、掌面、前臂、肘等部位着力，吸定一定部位或穴位上，带动该处的皮下组织一起做轻柔缓和的环旋动作。本法轻柔缓和，刺激量小，适用于全身各部位，具有宽胸理气、消积导滞、活血化瘀、消肿止痛等功效。适用于胃脘痛、便秘、泄泻、软组织扭挫伤、颈椎病、小儿遗尿等多种疾病。

2. 摩擦类手法　包括摩法、擦法、推法、搓法等，是推拿保健中最常用的一类手法。操作时，以手在皮肤表面摩擦为要点。其中，有些手法是来回摩擦使之发热，有些手法是推动向前，有些手法是以轮回旋转的形式揉摩肌肤。

（1）摩法　是指用指或掌在体表做环形或直线有节律的往返摩动的一种手法。本法轻柔舒适，适用于全身各部，以面部、胸部、腹部为常用，具有和中理气、消积导滞、调节胃肠蠕动等作用。临床主要用于脘腹胀满、消化不良、泄泻、便秘、咳嗽、气喘、月经不调、痛经、阳痿、遗精、外伤肿痛等病证，以及面部、腹部保健。

（2）擦法　是指用指、掌贴附于体表施术部位，做较快速的往返直线运动，使之摩擦生热的一种手法（图 16-11）。本法适用于全身各部。其中，小鱼际擦法适用于脊柱两侧、肩胛上部、肩胛间区、肋间部；鱼际擦法适用于四肢部位，尤以上肢部为多；掌擦法接触面积大，适用于肩背部、胁肋部、胸腹部等部位；指擦法适用于四肢小关节及胸骨部、锁骨下窝等处。

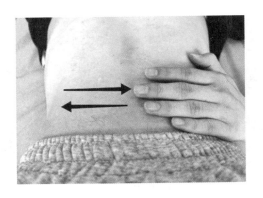

图 16-11　擦法

（3）推法　是指以指、掌、肘着力于施术部位上，做单方向直线推动的一种手法。本法具有舒筋活络作用，适用于外感发热、腹胀便秘、食积、癃闭、头痛、失眠、腰腿痛、风湿痹痛等病证。指推法接触面积小，推动距离短，易于查找和治疗小的病灶，故常用于手腕部腱鞘炎、项部和面部病症；掌推法接触面积大，推动距离长，力量柔和而沉实，多用于背腰部、胸腹部、四肢部病证；拳推法和肘推法因施力刚猛，故一般多用于背部脊柱两侧及股后侧病证。

（4）搓法　是指用双手掌面对称地夹住肢体，或以单手、双手掌面着力于施术部位，做快速的交替搓动或往返搓动的一种手法（图16-12）。本法具有调和气血、舒筋通络的作用，适用于肢体酸痛、关节活动不利等病症。搓法常用于四肢和胸胁部，尤以上肢部的应用频度较高，常作为推拿治疗的结束手法。

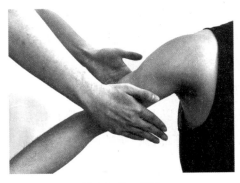

图 16-12　搓法

3. 振动类手法 包括振法、抖法等，是指以较高频率的节律性刺激持续作用于人体的手法。

（1）**振法** 是以掌或指为着力部，在人体某一部位或穴位上做连续不断振动的手法。本法具有温经止痛、活血消肿、宽胸理气、温阳补虚等功效，多用于腹部、背部和腰骶部。

（2）**抖法** 是用双手或单手握住肢体远端，做连续小幅度上下抖动的手法（图16-13）。本法轻快、柔和、舒适，可用于四肢部，以上肢为常用。临床上常与搓法配合，作为治疗的结束手法，适用于肩周炎、颈椎病、髋部伤筋及疲劳性四肢酸痛等病症。

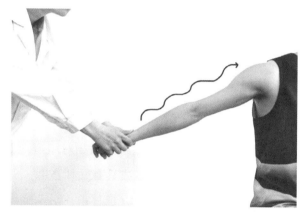

图16-13　抖法

4. 挤压类手法 包括按法、点法、捏法、拿法等，是指用指、掌或肢体其他部位垂直按压或对称挤压受术部位的手法。

（1）**按法** 是指以指或掌着力于施术部位，逐渐用力下压，按而留之的方法。本法具有放松肌肉、开通闭塞、活血止痛的作用；适用于腰背筋膜炎、颈椎病、肩周炎、腰椎间盘突出等疼痛性疾患，以及风寒感冒、高血压、糖尿病、偏瘫等多种疾病。

（2）**点法** 是指术者以指端或关节突起部着力于施术部位，持续地进行点压的手法。本法着力面小，压力集中，作用层次深，刺激较强，适用于全身各部腧穴或压痛点。此法具有开通闭塞、通络止痛、调节脏腑的功效，用于治疗脘腹挛痛、风湿痹痛、经筋或骨缝深处的慢性疼痛、痿证瘫痪等，也可根据腧穴的主治特点治疗相应的病证。冲击式的指点法多用于中风偏瘫、截瘫等感觉迟钝、麻木不仁的患者。肘点法一般用于环跳等肌肉丰厚处，主治顽固性腰腿痛。

（3）捏法　是指用拇指和其他手指在施术部位做相对性用力挤压的一种手法（图16-14）。本法具有舒筋通络、行气活血的作用，用于颈椎病、疲劳性四肢酸痛等病症。

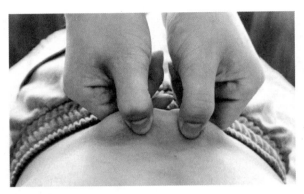

图16-14　捏法

（4）拿法　是指以拇指和其余手指螺纹面相对用力，提捏或揉捏肌肤的手法，即"捏而提之谓之拿"。本法具有祛风散寒、开窍止痛、舒筋通络的作用，适用于颈椎病、肩周炎、肢体麻木、头痛及外感风寒等病症。

5.叩击类手法　包括拍法、击法等，是指以手或工具有节奏地击打体表的手法。

（1）拍法　是指用虚掌有节奏地拍打施术部位的手法，可单手操作，亦可双手同时操作。本法是保健推拿的常用手法，常作为某一部位的结束手法。它具有促进气血运行、消除肌肉疲劳、解痉止痛、宣肺排痰等功效。手法接触面积大，适用于肩背部、腰骶部和下肢部。常与滚法、拿法等配合运用，治疗急性扭伤、肌肉痉挛、慢性劳损、风湿痹痛、局部感觉迟钝、麻木不仁等病症。掌拍背部和三指拍胸骨部法，有促进痰液排出的作用。

（2）击法　是指用拳背、掌根、小鱼际、指尖或桑枝棒等器具击打施术部位的手法。本法多用于肩背和四肢部，具有通经活络、行气止痛、活血散瘀的功效，适用于治疗软组织疼痛、肌肉紧张痉挛、风湿痹痛、头痛、头晕等病症。常用的操作法有拳击肩胛上部、腰背部和四肢，拳背击大椎，掌根击肩胛骨间部，合掌击项部、肩胛上部，掌心击头顶，五指击头顶，二指侧击前额，棒击下肢等。

三、自我推拿部位及方法

1. 揉太阳　以两手拇指桡侧分别置于头部两侧太阳穴（图16-15）处，进行上下、左右、前后环转揉动，再以两拇指指腹同时用力自头维穴起，经太阳穴推至耳门穴止，反复推抹。

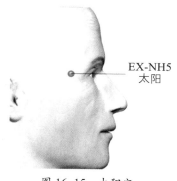

图 16-15　太阳穴

2. 掐睛明　以两手拇指甲缘轻掐两眼内眦处睛明穴（图16-16），持续一定时间。再以两手拇指端轻揉睛明穴，然后以双手拇指指腹向外下方推抹，经四白、颧髎到下关穴止，反复推抹数次。

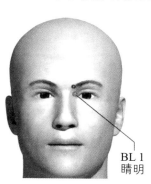

图 16-16　睛明穴

3. 梳头栉发　两手五指屈曲并分开，从前至后做梳理头发的动作，持续反复操作一定时间。操作本法时，指头应直接接触皮肤，梳理时以头的两侧为主，头顶为辅。操作时，应做到轻快流畅。

4. 搓掌浴面　以双手掌搓至热，迅速置于面部，自额、眉、目、鼻、口到下颌，轻轻向下摩动，再从下颌、颊、鬓前向上进行掌摩，面颊向上掌摩的力度大于额向下摩动力度。

5. 脐周团摩　以掌心置神阙穴（脐部）上，进行顺时针和逆时针旋转团摩，顺旋转和逆旋转次数要相等，手法宜轻柔，频率要缓慢，每一个方向以微汗为度。按摩后有舒适感。

6. 点按曲池、手三里、内关等穴　用一手的拇指分别点按对侧上肢的曲池、手三里、内关、神门、合谷、劳宫穴（图 16-17），点揉相结合。

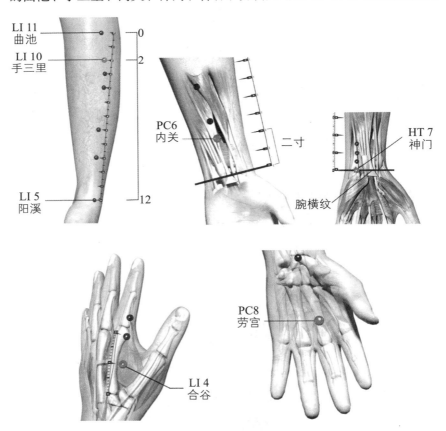

图 16-17　曲池、手三里、内关、神门、合谷、劳宫穴

7. 抖动上肢　双手同时握住受术者一手大、小鱼际部，在稍用力牵拉的基础上，进行上下抖动上肢。

8. 下肢拍打　五指并拢呈虚掌状，沿股前自上向下进行拍打，有节奏感。

9. 下肢抖动　以双手握足的前脚掌及趾，使双足进行左、右方向的抖动，并带动大腿前侧肌肉抖动，抖动时，手法由慢变快，频率由小变大。

10. 拿揉颈项部　用一手拇指指腹与食、中指指腹或其余四指相对，用三指或五指拿揉颈项部肌肉（图 16-18）。

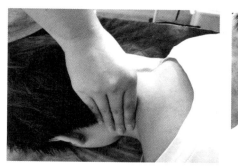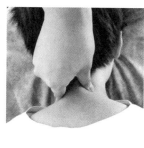

图 16-18　拿揉颈项部

11. 按压肩井、秉风、天宗穴　用桑枝棒或者按摩锤敲击两侧的肩井、秉风、天宗穴，有节奏感，直至局部酸胀为度。

12. 按揉肾俞穴　以两手拇指指端置于双侧肾俞穴（图 16-19），同时着力对按、对揉或按揉交替。

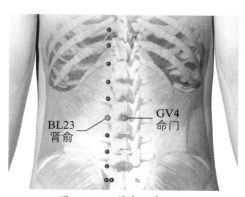

图 16-19　肾俞、命门穴

13. 搓命门　双手搓热，迅速放置于命门穴（图 16-19），快速搓擦肾俞、命门至腰部感到温热为止。

14. 揉涌泉　以一手握足趾使足背屈，另一手拇指置涌泉穴（图 16-20），旋转指揉数次，持续数分钟，指揉应均匀有力，并配合点按涌泉穴。

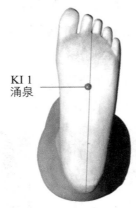

KI 1
涌泉

图 16-20　涌泉穴

四、注意事项

推拿时除思想应集中外，尤其要心平气和，全身也不要紧张，要求做到身心都放松。掌握常用的操作手法，注意力度先轻后重，轻重适度。因为过小起不到应有的刺激作用，过大易产生疲劳，且易损伤皮肤。推拿手法的次数要由少到多，推拿力量由轻逐渐加重，推拿部位可逐渐增加。推拿后有出汗现象时，应注意避风，以免感冒。

第三节　刮痧养生

刮痧养生是以中医经络腧穴理论为指导，通过特制的器具（牛角、玉石等）和相应的手法，蘸取一定的介质，在体表进行反复刮拭、摩擦，使皮肤局部出现红色粟粒状或暗红色出血点等"出痧"变化，从而达到活血透痧、防治疾病目的的一种中医养生方法。刮痧是中国传统的自然疗法之一，历史悠久，具有简便易行、效果明显的特点，适合医疗及家庭保健。近年来，刮痧疗法越来越多地运用到强身健体、减肥美容等养生保健领域，深受人民群众喜爱。

一、刮痧养生的作用

1. 疏经通络，祛除邪气 刮痧通过刺激人体体表的经络腧穴，起到疏经通络、活血祛瘀的作用，使阻滞经络的邪气（风、寒、热、湿邪等）从表而解。

2. 调整功能，扶助正气 刮痧疗法通过对体表的刺激，疏通经络，同时通过经络的传导，调节脏腑气血阴阳，恢复脏腑功能，起到扶助正气、防病治病的作用。

3. 辅助诊断，预判未病 根据经络学说，内脏及各组织器官发生病理改变，都可以在相应经络的皮部出现出痧、疼痛、敏感、结节等表现。因此可以根据反应部位和痧的颜色、部位、形状等，判断脏腑经络的病变，对健康状态和疾病有初步的诊断作用。

二、刮痧养生的操作方法

（一）常用工具

1. 刮痧板 一般来说，凡是边缘比较光滑且耐用、易于擦洗消毒的物体，都可以当作刮痧板。目前多选用水牛角、玉石、砭石（图16-21）。

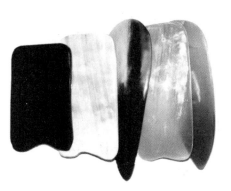

图 16-21 刮痧板

2. 刮痧介质　目前多用刮痧油和美容刮痧乳。前者具有舒筋通络、活血化瘀、解肌发表的作用，使用后可以减轻疼痛，润滑皮肤；后者一般用于美容刮痧，具有养颜护肤等作用。

（二）操作方法

1. 持板方法　正确的持板方法为：用手握住刮痧板，刮痧板的底边横靠在手掌心，拇指和另外 4 个手指呈弯曲状，分别放在刮板的两侧（图 16-22）。

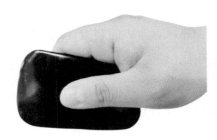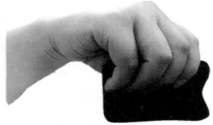

图 16-22　持板法

2. 刮拭方法

（1）面刮法　用刮板的 1/3 边缘接触皮肤，刮板与刮拭皮肤的方向呈 30°～ 60°角，利用腕力多次向同一方向刮拭（图 16-23）。适用于身体比较平坦部位的经络和穴位，如头部、腹部、背部、上下肢等。

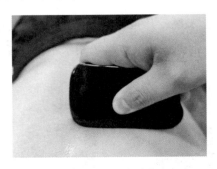

图 16-23　面刮法

（2）角刮法　用角形刮痧板或刮痧板的角部，将刮板与刮拭皮肤呈 45°角倾斜，在穴位处自上而下刮拭（图 16-24）。适用于身体关节、骨突周围及肩部的部分穴位。

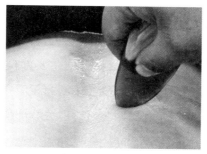

图 16-24　角刮法

（3）**按揉法**　用刮板角部倾斜按压在穴位上，做缓慢、柔和的旋转，板角不离皮肤，力度渗透至肌肉，以酸、胀、麻为度。常用于合谷、足三里、内关等穴位及手足上的反应点和其他疼痛敏感点。

3. 刮痧补泻　"补法"刮拭力量小、操作的方向顺着经脉运行方向、出痧痕较少，适用于年老、体弱、久病、重病或体形瘦弱之虚证患者；"泻法"刮拭力量大、刺激时间较短、操作的方向逆经脉运行的方向、出痧痕较多，适用于新病、急病、形体壮实的患者。平补平泻法介于补、泻之间，保健刮痧多用此法。

三、刮痧养生的常用部位及穴位

1. 头部刮痧　头部刮痧有改善头部血液循环、疏通全身阳气之作用。可防治中风及中风后遗症、头痛、脱发、失眠、感冒等病症。每个部位刮 30 次左右，刮至头皮发热为宜。

2. 颈部刮痧　经常刮拭颈部，具有育阴潜阳、补益正气的作用，可防治颈椎病、感冒、头痛、近视、咽炎等病变。

3. 背部刮痧　刮拭背部可以调节全身气机及五脏六腑的功能，具有良好的养生保健作用。背部刮痧一般由上向下刮拭，先刮后正中线的督脉，再刮两侧的膀胱经脉和夹脊穴。背部正中线刮拭时，手法应轻柔，用补法，不可用力过大，以免伤及脊椎。

4. 胸胁部刮痧　胸部正中为任脉所循行，分布有天突、膻中、鸠尾等重要穴位。刮拭胸部，可以疏调上焦气机，宽胸理气。两胁肋部为少阳胆经及厥阴肝经循行部位，刮拭该处可起到调畅肝胆气机、升发阳气的作用。刮拭胸部正中线用力要轻柔，不可用力过大，宜用平补平泻法。胁肋部用刮板棱角沿肋间隙刮拭。乳头处禁刮。

5. 四肢刮痧　四肢为十二经脉循行的主要部位。四肢刮痧可以直接调理全身经络气机，并且通过刺激经络上的相应穴位，而达到疏通气血、调整脏腑功能的作用。刮拭四肢时，遇关节部位不可强力重刮。对下肢静脉曲张、水肿患者应从下向上刮拭。

四、刮痧养生的注意事项

1. 一般事项　刮痧时应避风，注意保暖，以防刮痧时皮肤局部汗孔开泄，风邪袭入，加重病情。出痧后饮一杯热水（淡糖盐水最佳），并休息 15 ～ 20 分钟。出痧后 3 ～ 4 小时以内忌洗浴。不要刻意追求出痧。刮痧部位的痧斑未退之前，不宜在原处进行再次刮拭出痧。再次刮痧时间需间隔 3 ～ 6 天，以皮肤上痧退为标准。

2. 刮痧禁忌　①危重病症，如急性传染病、重症心脏病、高血压、中风、出血倾向性等疾病禁用刮痧。②刮治部位的皮肤有疖肿、破溃、疮痈、斑疹、皮下不明原因包块，急性扭伤、创伤或骨折部位，浮肿部位，严重过敏者禁用刮痧。③妊娠妇女的腹部和腰骶部，妇女经期下腹部、面部均不宜刮痧。

3. 晕刮防治　受术者在刮痧过程中突然出现头晕、面色苍白、心慌、出冷汗、四肢发冷、恶心欲吐或神昏仆倒等。其原因多为患者精神过度紧张或对疼痛特别敏感，或空腹、过度疲劳，或刮拭时间过长，刮拭部位过多。因此，以刮痧进行养生保健时，刮拭部位宜少而精，根据患者体质选用合适的补泻手法，同时注意观察，一旦发现有晕刮现象出现则及时停止，立即让晕刮者平卧、保暖，并饮温糖水。或点人中、内关、足三里，刮百会、涌泉，即可缓解。

第四节　拔罐养生

拔罐法是以罐为工具，利用燃烧排除罐内空气，造成负压，使之吸附于腧穴或应拔部位的体表，产生刺激，使被拔部位的皮肤充血、瘀血，以达到防治疾病目的的方法。

拔罐法，或称吸筒疗法，古称角法，起初主要为外科治疗疮疡时用来吸血排脓。随着医疗实践的不断深化，不仅火罐的质料和拔罐的方法已有改进和发展，而且治疗的范围也逐渐扩大，外科、内科等都有其适应证，在调理亚健康、养生保健、美容塑身等方面有很好的效果。

一、拔罐养生的作用

拔罐法具有通经活络、行气活血、消肿止痛、祛风散寒等作用。其适应范围较为广泛，一般多用于风寒湿痹、腰背肩臂腿痛、关节痛、软组织闪挫扭伤、伤风感冒、头痛、咳嗽、哮喘、胃脘痛、腹痛、痛经、中风偏枯、瘀血痹阻等。

二、拔罐养生的操作方法

（一）常用罐具

1. 玻璃罐　其优点是质地透明，使用时可以观察所拔部位皮肤充血、瘀血程度，便于随时掌握情况。缺点是容易摔碎、损坏。见图16-25。

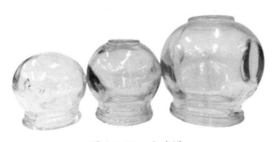

图16-25　玻璃罐

2. 竹罐 其优点是取材较容易，经济易制，轻巧价廉，不易摔碎，适于煎煮。缺点是容易燥裂、漏气，吸附力不大。

3. 抽气罐 新型的抽气罐使用方便，吸着力强，且较安全，又不易破碎，是现代应用较多的拔罐工具。

（二）吸拔方法

1. 火罐法 主要适用闪火法（图 16-26）。用镊子或止血钳夹 95% 酒精棉球一个，点燃后，使火在罐内绕 1 ～ 3 圈后，将火退出，迅速将罐扣在应拔的部位，即可吸附在皮肤上。此法在罐内无火，比较安全，是最常用的拔罐方法。但需注意切勿将罐口烧热，以免烫伤皮肤。

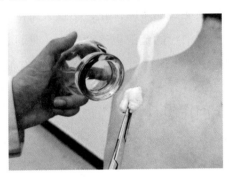

图 16-26 闪火法

2. 水罐法 此法一般选用竹罐。即选用 5 ～ 10 枚完好无损的竹罐，放在锅内，加水煮沸，然后用镊子将罐口朝下夹住，迅速用凉毛巾紧扪罐口，立即将罐扣在应拔部位，即能吸附在皮肤上。可根据病情需要在锅内放入适量的祛风活血药物，如羌活、独活、当归、红花、麻黄、艾叶、川椒、木瓜、川乌、草乌等，即称药罐法。

3. 抽气罐法 将备好的抽气罐扣在需要拔罐的位置上，用抽气筒将罐内的空气抽出，使罐内形成负压而吸拔住皮肤。

（三）运用方法

1. 闪罐法 将罐拔住后，立即起下，如此反复多次地拔住起下，起下拔住，直至皮肤潮红、充血，或瘀血为度，多用于局部皮肤麻木、疼痛或功能减退等疾患，尤其适用于不宜留罐的患者，如小儿、年轻女性的面部。

2. 留罐法　留罐又称坐罐，即将罐吸附在体表后，使罐子吸拔留置于施术部位 5 ～ 10 分钟，然后将罐起下。此法是常用的一种方法，一般疾病均可应用，而且单罐、多罐皆可应用。

3. 走罐法　又称推罐法，即先在走罐所经皮肤和罐口（以玻璃罐为佳）涂上凡士林等润滑剂，待罐具吸拔住后，以手握住罐底，稍倾斜，使推动方向的后边着力，前边略提起，缓慢地来回推拉移动，至皮肤出现潮红或瘀血为止。此法常用于面积较大、肌肉丰厚的部位，如腰背部等。

三、拔罐养生的常用部位及穴位

拔罐常施于背俞穴。背俞穴是脏腑经气输注于背腰部的腧穴，位于足太阳膀胱经的第一侧线上，即后正中线（督脉）旁开 1.5 寸处（图 16-27）。大体依脏腑位置而上下排列，共 12 穴，即肺俞、厥阴俞、心俞、肝俞、胆俞、脾俞、胃俞、三焦俞、肾俞、大肠俞、小肠俞、膀胱俞。背俞穴拔罐，可畅通五脏六腑之经气，调理其生理功能，促进全身气血运行。

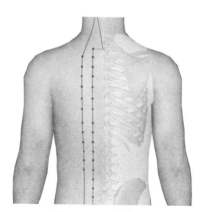

图 16-27　背俞穴

四、拔罐养生的注意事项

1. 拔罐时要选择适当体位和肌肉丰满的部位。若体位不当、移动、骨骼凸凹不平、毛发较多的部位，火罐容易脱落，均不适用。

2.拔罐时要根据所拔部位的面积大小而选择大小适宜的罐。若应拔的部位有皱纹，或火罐稍大，不易吸拔时，可做一薄面饼，置于所拔部位，以增加局部面积，即可拔住。操作时必须迅速，才能使罐拔紧，吸附有力。

3.用火罐时应注意勿灼伤或烫伤皮肤。若烫伤或留罐时间太长而皮肤起水疱时，小的水疱无须处理，仅敷以消毒纱布，防止擦破即可。水疱较大时，用消毒针将水放出，涂以龙胆紫药水，或用消毒纱布包敷，以防感染。

4.皮肤有过敏、溃疡、水肿及心脏、大血管分布部位不宜拔罐，高热抽搐者及孕妇的腹部、腰骶部位亦不宜拔罐。